计划生育诊治指南
解读·病案分析

主　编　顾向应　熊承良
主　审　钱志大

人民卫生出版社

图书在版编目（CIP）数据

计划生育诊治指南解读·病案分析/顾向应，熊承良主编. —北京：人民卫生出版社，2020

ISBN 978-7-117-29901-5

Ⅰ.①计… Ⅱ.①顾…②熊… Ⅲ.①计划生育—病案 Ⅳ.①R169

中国版本图书馆 CIP 数据核字（2020）第 045332 号

人卫智网	**www.ipmph.com**	医学教育、学术、考试、健康，
		购书智慧智能综合服务平台
人卫官网	**www.pmph.com**	人卫官方资讯发布平台

计划生育诊治指南解读·病案分析

主　　编：顾向应　熊承良
出版发行：人民卫生出版社（中继线 010-59780011）
地　　址：北京市朝阳区潘家园南里 19 号
邮　　编：100021
E - mail：pmph @ pmph.com
购书热线：010-59787592　010-59787584　010-65264830
印　　刷：北京盛通印刷股份有限公司
经　　销：新华书店
开　　本：889×1194　1/32　印张：5.5
字　　数：152 千字
版　　次：2020 年 5 月第 1 版　2020 年 5 月第 1 版第 1 次印刷
标准书号：ISBN 978-7-117-29901-5
定　　价：49.00 元
打击盗版举报电话：010-59787491　E-mail：WQ @ pmph.com
质量问题联系电话：010-59787234　E-mail：zhiliang @ pmph.com

审　校　（按姓氏汉语拼音排序）

谷翊群　国家卫生健康委科学技术研究所

黄丽丽　浙江大学医学院附属妇产科医院

刘欣燕　中国协和医学院北京协和医院

钱志大　浙江大学医学院附属妇产科医院

杨　清　中国医科大学附属盛京医院

于晓兰　北京大学第一医院

编　者　（按姓氏汉语拼音排序）

顾向应　天津医科大学总医院

谷翊群　国家卫生健康委科学技术研究所

黄丽丽　浙江大学医学院附属妇产科医院

侯成桢　天津医科大学总医院

刘欣燕　中国医学科学院北京协和医院

李晓川　中国医学科学院北京协和医院

牛晓岑　浙江大学医学院附属妇产科医院

钱志大　浙江大学医学院附属妇产科医院

韦晓昱　北京大学第一医院

严晋宇　浙江大学医学院附属妇产科医院

杨　清　中国医科大学附属盛京医院

于晓兰　北京大学第一医院

张雪松　天津医科大学总医院

前　　言

力推计划生育学临床诊治规范化是中华医学会计划生育学分会的一贯宗旨，也是计划生育学分会自成立以来一直倡导的方向与工作的内容与任务，逐步完善及规范各级医疗单位临床工作，杜绝及改善习惯性临床操作、特别是基层医院无章可循的状况。

近年来，"规范化诊治"有了可喜的进步，妇产科各专业陆续出版了相应的"诊治指南解读·病案分析"单行本，唯独计划生育学专业相关"指南解读·病案分析"尚未发行，本书成功地填补了这一空白。

本书集中华医学会计划生育学分会骨干及所在团队年轻新锐为一体，收集了临床工作中最常用且实用的计划生育相关手术指南及药物引产、流产、长效可逆避孕国际指南及男科最常用的 WHO 精液常规进行精准解读。取别人之长，巧妙为己所用，并根据我国独有的计划生育临床经验，编写了本书，并对计划生育学分会最新编写的 CSP、CSD 诊治专家共识进行精准解读。本书内容既与国际接轨，又充分结合我国临床实践经验，并进行了个性化的解读，相信可为读者提供切实可行的经验，起到引经据典的作用。

感谢熊承良、刘欣燕、谷翊群、黄丽丽、杨清、钱志大、于晓兰教授以及相应的年轻团队通力合作，为同行提供精准且前沿的指南解读及病案分析。本书出版之际，恳切希望广大读者在阅读过程中不吝赐教，欢迎发送邮件至邮箱 renweifuer@pmph.com，或扫描封底二维码，关注"人卫妇产科学"，对我们的工作予以批评指正，以期再版修订时进一步完善，更好地为大家服务。

顾向应

2020 年 3 月

目　　录

第 一 章

《2017年ACOG实践指南（长效可逆避孕——皮下埋植剂和宫内节育器）》解读·病案分析

黄丽丽　钱志大　牛晓岑　闫晋宇

浙江大学医学院附属妇产科医院

引　言

　　在我国人工流产率居高不下和人口政策调整的背景下，为更好地保护女性的生殖健康，向人群提供高效安全的避孕方法无疑是一个重要的措施。长效可逆避孕方法（LARC）包括宫内节育器和皮下埋植剂，是目前最有效的可逆性避孕方法。随着临床新的证据的积累，人们对LARC的有效性、医学选用标准、禁忌证等有了新的认识。美国妇产科医师学会（American College of Obstetricians and Gynecologists，ACOG）于2017年发布了最新版的《长效可逆避孕——皮下埋植剂和宫内节育器》实践指南，以下对该指南进行解读，并附上实例说明，为临床工作提供参考。

解 读 细 则

一、2017年ACOG长效可逆避孕实践指南

　　LARC是目前最有效的可逆性避孕措施。LARC与其他可逆避孕方法相比，其主要优势在于：使用者在使用过程中不需为它的长期性及有效性做更多关注。此外，育龄女性取出器具之后，生育能力会很快恢复。

在美国有两种类型的LARC:宫内节育器(IUD)和依托孕烯单根皮下埋植剂。目前在美国销售5种宫内节育器:含铜宫内节育器(Cu-IUD)与4种释放左炔诺孕酮的宫内节育器(LNG-IUD,又称IUS),统称宫内避孕系统(IUC)。

(一)含铜宫内节育器

研究表明,含铜宫内节育器主要通过抑制精子运动和活力影响受精,从而发挥其避孕效果。美国食品药品监督管理局(FDA)批准含铜宫内节育器可连续使用10年。最常见的不良反应是月经过多和疼痛。

(二)释放左炔诺孕酮的宫内节育器

LNG-IUD的主要作用机制是使子宫内膜变化不利于着床,改变宫颈黏液的量和黏稠度,使精子难以通过从而阻止受精。有些放置LNG-IUD的妇女可能会有与激素有关的副作用,如头痛、恶心、乳房触痛、情绪变化和卵巢囊肿形成。总的来说,IUD并发症并不常见,包括脱落、避孕失败和穿孔等。

(三)皮下埋植剂

皮下埋植剂的主要作用机制是抑制排卵。埋植剂使宫颈黏液变稠及子宫内膜改变,可能与避孕作用有关。皮下埋植剂是可逆避孕最有效的方法。置入后,常见月经出血模式发生变化,包括闭经或偶发、频发或长时间的出血。皮下埋植剂取出后,生育率迅速恢复。

长效可逆避孕方法几乎没有禁忌证,因此应作为常规安全有效的避孕方法供大多数女性使用。

指南就以下几个方面作了重点论述:

未生育女性和青少年与LARC

新版指南认为,宫内节育器和皮下埋植剂作为安全有效的避孕方法,应常规提供给未生育妇女和青少年:

1. 美国避孕方法选用的医学标准(MEC)将未成年女性和青少年(20岁以下)使用宫内节育器列为2级(获益大于风险)。

越来越多的证据表明,在所有使用者中(包括青少年和未生育女性),子宫穿孔、宫外孕和盆腔炎等并发症都不常见。

置入宫内节育器时不推荐常规使用米索前列醇镇痛。

置入IUD后感染风险很低。

2. 美国MEC将未生育女性和青少年使用皮下埋植剂列为1级(即没有限制)。

续表

放置 LARC 的最佳时间

原则上,排除妊娠后,可在月经周期的任何时间放置 LARC。以下为常见的放置时机:

1. 月经间期置入 是指在月经周期任何时间放置。无论何时放置含铜 IUD,放置后不需要任何额外措施。但在放入 LNG-IUD 或皮下埋植剂 7 天之内,除了某些情况(手术流产后立即放置、产后 21 天内放置、从另一个可靠的避孕方法转换、经期头 7 天内放置 LNG-IUD 或在经期头 5 天内放置皮下埋植剂),建议加用一种额外的避孕方法(如避孕套)。

2. 流产后立即置入 人工流产或自然流产后立即置入 LARC 是安全和有效的。流产后 10 天就可能恢复排卵。尽早采用避孕方法的妇女可能会降低再次意外妊娠的概率。流产后立即置入 IUD 妇女的续用率高于月经间期置入的妇女,且重复流产率较低。

(1)人工流产后宫内节育器置入:新版指南认为,应将早孕子宫吸引术后立即置入 IUD 作为一种常规的安全有效的避孕方法提供给妇女;在确认完全性药物流产后立即置入宫内节育器也是安全有效的。妊娠早期人工流产或自然流产后立即置入含铜 IUD 或 LNG-IUD 被归入美国 MEC 1 级;中期妊娠终止后立即置入被列为 2 级;感染性流产是术后立即放置宫内节育器的禁忌证。

(2)流产后皮下埋植剂置入:在孕早期或孕中期人工流产或自然流产的当天置入皮下埋植剂,应作为一种安全有效的避孕方法常规提供给妇女,已被美国列为 MEC 1 级。

3. 产后置入 美国妇产科医师学会支持产后立即(即出院前)置入 LARC,认为是最佳临床实践。应该在产前向妇女提供有关产后 LARC 选择的咨询。

(1)产后 IUD 置入:产后立即(即在阴道分娩和剖宫产分娩胎盘排出后 10 分钟内)放置 IUD,应作为安全有效的产后避孕选择常规提供给妇女。应告知妇女脱落风险有所增高,并应让妇女知晓脱落的症状和体征。

美国 MEC 将产后立即放置、产后 4 周或以后放置 IUD 列为 1 级;从胎盘排出 10 分钟后直至产后 4 周置入含铜 IUD 或 LNG-IUD 列为 2 级;母乳喂养妇女产后立即放置 LNG-IUD 也列为 2 级。产后子宫感染(即围产期绒毛膜羊膜炎、子宫内膜炎或产褥期脓毒症)或有产后出血,是产后立即置入的禁忌证(美国 MEC 4 级)。

许多选择 IUD 的产后妇女是在产后随访时进行放置(产后延迟放置)。但产后延迟放置 IUD,可能会增加子宫穿孔风险。

(2)产后皮下埋植剂置入:无论是否母乳喂养,产后立即进行埋植剂置入(即在分娩后出院前置入)应作为安全有效的产后避孕方法常规提供给妇女。

续表

对母乳喂养的影响

1. **含铜 IUD** 不含激素,避免了理论上对母乳喂养的影响。

2. **激素方法**(包括 LNG-IUD 和皮下埋植剂) 系统综述结果显示,单孕激素避孕药物似乎不对母乳喂养及婴儿的生长发育产生负面影响。

多项数据表明:母乳喂养持续时间及婴儿生长两组之间无差异,分娩后 6 周内母乳量、新生儿体重或纯母乳喂养率没有显著差异,母乳成分(总蛋白质、脂肪和乳糖含量)及母乳量无差异。在婴儿 3 年随访中,两组之间的身高、体重、头围无差异。

美国妇产科医师协会建议采用共同决策方法进行避孕咨询。对有意向选择产后立即落实 LARC 的女性,应该告知其母乳喂养持续时间可能会缩短,但是多数证据并未显示对实际母乳喂养结果的负面影响。

宫内节育器用于紧急避孕

在无保护性交后不超过 5 天置入含铜 IUD 是紧急避孕的最有效方法。含铜宫内节育器应常规提供给要求紧急避孕并适合放置宫内节育器的妇女。对所有需口服紧急避孕药的妇女(尤其是肥胖妇女),应将放置含铜宫内节育器作为另一可选择的方法提供给她们。

LARC 的使用年限

资料显示含铜 IUD、LNG-20 IUD 以及皮下埋植剂的有效避孕时间均超过 FDA 认证的使用年限。

在放置 IUD 之前常规筛查性传播疾病

未经筛查性传播疾病感染(sexually transmitted infections,STIs)的妇女或病史中有 STIs 高危因素的妇女,在放置 IUD 前应行疾病预防控制中心(CDC)推荐的 STIs 筛查。但放置 IUD 不必因等待检测结果而延迟。筛查结果阳性时,可以在不取出 IUD 的情况下进行治疗。STIs 风险低或既往做过 STIs 筛查的无症状妇女,放置 IUD 前不需常规筛查。

IUD 放置时,美国 MEC 将患阴道炎或 STIs 较高风险的情况列为 2 级。

应该对 IUD 置入后衣原体或淋病检测结果阳性的妇女进行治疗,可将 IUD 留在原位。

现患化脓性宫颈炎或已知衣原体感染或淋病是放置 IUD 的禁忌(美国 MEC 4 级)。

考虑到再感染的风险,CDC 建议在 3 个月时对已接受过淋病或衣原体感染治疗的妇女进行重复检测。

续表

放置IUD之前不推荐预防性使用抗菌药物

在IUD放置前不推荐常规抗生素预防使用。现有的随机对照试验荟萃分析发现，放置IUD时的抗生素预防使用并不能降低PID的风险，也不会降低最初3个月内取出IUD的可能性。

LARC对月经周期的影响

每一种LARC对月经出血的影响不尽相同。因LARC影响月经出血，有些女性可能在整个LARC使用期间有不规律的、无法预测的出血。

1. 宫内节育器

（1）应该告知女性，使用含铜IUD可能会增加月经出血量和痛经。非甾体抗炎药物治疗含铜IUD引起的痛经或出血是有效的。

（2）在放置LNG-IUD后90天内，常见不规则或延长的点状出血，出血随时间推移减少。与第一次放置相比，连续放置第二个LNG-20 IUD会减少出血。可采用非甾体抗炎药物治疗LNG-IUD相关的出血和点状出血。

（3）FDA批准LNG-20 IUD在需要避孕的妇女中，可用于治疗月经过多，并且已广泛应用。

2. 皮下埋植剂　皮下埋植剂的非避孕益处是显著缓解痛经。但子宫出血模式不可预测，也是停用最常见的原因之一。

（1）皮下埋植剂因出血而终止的情况似乎与置入时机无关。

（2）对于有不规则出血的皮下埋植剂使用者，可考虑给予5~7天的非甾体抗炎药物，也可以给予低剂量复方口服避孕药。

已放置IUD的情况下可以进行的手术

子宫内膜活检、阴道镜检查、宫颈电灼或切除以及宫颈管取样，这些手术均可在已放置IUD的情况下进行

放置IUD的妇女，宫颈细胞学筛查时发现无症状放线菌感染时的治疗方案

指南认为，细胞学检查发现放线菌是偶然的。如无症状，无需抗菌治疗，可以将IUD留在原位。

带器妊娠时取出IUD

对IUD尾丝可见或能够安全经宫颈管取出的妇女，建议取出IUD。选择终止妊娠的妇女，应在人工流产手术时或药物流产前取出IUD。如果妇女决定继续带器妊娠，应该告知其自然流产、感染性流产、绒毛膜羊膜炎和早产的风险增加。取出IUD，这些风险会降低但不能完全避免。

续表

LARC 不会引起异位妊娠

IUD 或皮下埋植剂的使用不会增加异位妊娠的绝对风险，因此可以向有异位妊娠史的妇女提供 IUD 避孕。对有异位妊娠史的女性，美国 MEC 将含铜 IUD、LNG-IUD 和皮下埋植剂列为 1 级。

更年期（围绝经期）妇女取出 LARC 的时机

放置含铜 IUD 的女性生理性月经停止后等待 1 年再取出节育器，以确认绝经状态。

有关"更年期妇女延长放置 IUD 有无风险"，目前无相关研究。已发现，在更年期妇女中，LNG-IUD 能有效地作为激素治疗中的孕激素使用。

（四）指南推荐概要

1. 以下建议基于良好和一致的科学证据（A 级建议）

（1）妊娠早期子宫吸引术后立即放置 IUD，应作为安全、有效的避孕措施常规提供。

（2）妊娠早期及中期人工（或自然）流产当天置入皮下埋植剂，应作为安全、有效的避孕措施常规提供。

（3）在放置 IUD 之前不推荐常规使用预防性抗生素。

2. 以下建议基于有限或不一致的科学证据（B 级建议）

（1）IUD 和皮下埋植剂应作为安全、有效的避孕措施向未产妇和青少年常规性提供。

（2）在排除妊娠的情况后，月经周期的任何时间均可放置 IUD 或皮下埋植剂。

（3）早孕药物流产确定完全流产后，立即放置 IUD 应作为安全、有效的避孕措施常规提供。

（4）产后立即放置 IUD（即在阴道分娩和剖宫产胎盘娩出 10 分钟内）应作为安全、有效的避孕措施常规提供。

（5）无论是否母乳喂养，产后立即放置皮下埋植剂（即分娩后出院前放置）应作为安全、有效、常规的避孕措施常规提供。

（6）对要求放置 IUD 的首诊妇女，如没有接受过 STIs 筛查以及病史中有 STIs 高风险的妇女，在放置前应给予 CDC 推荐的 STIs 筛查。放置 IUD 无需因等待检测结果而推迟。阳性结果的患者,治疗可不必取出IUD。

(7)有异位妊娠病史的女性可以放置IUD。

3. 以下建议基于初步共识和专家意见(C级建议)

(1)LARC禁忌证少,应作为安全、有效、常规的避孕措施向大部分女性提供。

(2)要求紧急避孕且适合放置IUD的妇女,应常规提供放置含铜IUD。

(3)为提高LARC使用的满意度和续用率,应让使用者知情月经出血模式可能改变并告知这并不会造成伤害。

(4)子宫内膜活检、阴道镜检查、宫颈电灼或切除以及宫颈内膜取样,这些手术均可在IUD在位的情况下进行。

(5)细胞学检查发现放线菌被认为是偶然的。如无症状,无需抗菌治疗,可以将IUD留在原位。

(6)对IUD尾丝可见或能够安全经宫颈管取出IUD的带器妊娠妇女,应取出IUD。

(7)无充分的证据表明,更年期妇女在产品避孕有效期前需要取出IUD或皮下埋植剂。

二、ACOG长效可逆避孕指南更新要点

(一)ACOG长效可逆避孕指南2017版较2011版更新要点

1. 明确LNG-20 IUD放置期限5年,删除了"有效期可能长达7年的表述"。

2. 增加了LNG-IUD的分类及各类型LNG-IUD经FDA批准的使用年限:

LNG-20 IUD,LNG-18.6 IUD,LNG-19.5IUD,LNG-13.5IUD。

LNG-19.5 IUD经FDA批准可使用长达5年,累积妊娠率为0.31/百妇女年。LNG-13.5 IUD可使用长达3年,累积妊娠率为0.33/百妇女年。 与LNG-20 IUD相比,LNG-13.5 IUD的置入器更窄,"T"型框架更小,并且每天释放的激素更少。

3. 对IUD穿孔并发症的数据更详细

(1)2011版表述:穿孔发生率为1/1 000个放置或更低。

(2)2017版表述:穿孔很少见,发生率在LNG-IUD为

1.4/1 000个放置,含铜IUD为1.1/1 000个放置。

4. 提及因关注IUD的并发症(盆腔感染、不耐受不良反应或疼痛和放置困难),影响了妇产科医师或其他医疗保健提供者对IUD推荐的意愿。

5. 不推荐常规使用米索前列醇用于宫内节育器放置时镇痛。

6. 增加了IUD放置时机对续用率、有效性和安全性的影响的数据。一项系统综述认为,在月经期置入含铜IUD,续用率、有效性和安全性的结果并不理想,要求妇女月经期才能放置影响了妇女使用IUD。因为这样妇女可能需要两次就诊,影响了该项服务的可及性。对有医疗保险城市妇女研究发现,有意向放置IUD但被要求两次就诊的妇女中,实际上只有54.4%放置了宫内节育器。

7. 增加了使用LNG-IUD后阴道出血模式改变的处理方案。与含铜IUD一样,证据支持使用非甾体抗炎药物治疗LNG-IUD相关的出血和点滴出血。在一项随机安慰对照试验中,使用萘普生显著减少了LNG-20 IUD使用头12周的出血和出血天数,而经皮雌激素显著增加了出血和点滴出血。另一项试验发现氨甲环酸和甲芬那酸不能减轻LNG-20 IUD使用最初90天内的出血情况。

8. 在A级建议中删除了"将无保护性性交后5日置入含Cu-IUD作为最有效的避孕措施"。

9. 对皮下埋植剂植入后的体重变化增加了数据说明。约有12%的使用者体重增加,仅有2%~7%的妇女由于体重变化而终止使用。有研究分析显示,在调整了混杂因素后,皮下埋植剂使用者和含铜IUD使用者相比,1年的体重增加无差别。

10. 作为B级建议,增加了"IUD和皮下埋植剂应作为安全、有效的避孕措施向未产妇和青少年常规性提供"的建议。并增加了在青少年和未生育女性中LARC的使用数据。

在CHOICE避孕研究中,1 054名年龄在14~20岁的青少年和青年中有62%选择了LARC;满意度和续用率都很高。在美国,未成年女性LARC使用率从2009年的2.1%上升到2012年的5.9%。

11. 增加了皮下埋植剂的定位方法。两种皮下埋植剂定位均可使用高频超声检查或磁共振成像,含钡皮下埋植剂可使用X射线检查、CT或荧光镜检查。

12. 要求所有医疗保健机构中提供皮下埋植剂放置和取出的服务人员都必须接受制造商的培训。

13. 讨论了LARC对母乳喂养的影响,并建议采用共同决策方法进行避孕咨询。

系统综述结果显示,单孕激素避孕药物似乎对女性成功开始和持续母乳喂养或婴儿的生长和发育不产生负面影响。建议采用共同决策方法进行避孕咨询。产科工作者应该考虑妇女母乳喂养的愿望和她的非意愿妊娠风险,并与其讨论使用激素LARC相关的限制和问题,以便她能够作出自主和知情的决定。

14. 增加了流产后立即使用LARC的数据。在CHOICE研究中,与在门诊寻求计划生育服务的女性相比,流产后能立即得到避孕服务的妇女中选择IUD的可能性增高了3倍,而选择皮下埋植剂的可能性要高出50%。

15. 强调感染性流产是术后立即放置IUD的禁忌证。

16. 更新了流产后立即放置IUD脱落率的数据。系统综述比较了孕早期子宫吸引术后立即放置IUD和妊娠中期子宫颈扩张和刮宫术后的研究报道,并发症(出血,感染,疼痛,脱落和取出宫内节育器)的风险较低,类似于月经间期置入。

17. 提供了流产后立即植入皮下埋植剂的安全性、续用率及满意度的数据。一项随机对照试验,236名参与者在米非司酮使用时或药物流产后置入皮下埋植剂。流产失败的风险较低且组间相似;在米非司酮使用时置入皮下埋植剂者比后一组的满意度更高。

有两项研究对比了流产后置入与月经间期置入皮下埋植剂续用率。在一项105名妇女的前瞻性队列研究中,52名妇女在计划生育访视时进行了埋植,53名妇女流产后立即进行了埋植。与月经间期置入女性相比,流产后立即植入皮下埋植剂的女性1年的停用风险统计学上无显著性差异。在CHOICE研究中,141名妇女接受了立即流产后埋植,而935名妇女在月经间期埋植。

两组在 1 年的续用率约为 82%。

18. 将非哺乳妇女产后立即放置 LNG-20 IUD 从"选用的医学标准"2 级改为 1 级。

19. 新增产后子宫感染(即围产期绒毛膜羊膜炎,子宫内膜炎或产褥期脓毒症)或有产后出血的妇女,是产后立即置入的禁忌证(美国 MEC 4 级)。

20. 更新了产后放置皮下埋植剂的分级。无论是否母乳喂养,产后立即进行埋植剂置入(即在分娩出院前置入)应作为产后避孕的安全有效选择方法常规提供给妇女。产后即刻开始置入皮下埋植剂是指在住院分娩后出院前置入。美国 MEC 将产后 21 天内非母乳喂养妇女的皮下埋植剂植入分类为 1 级。由于奶产量和婴儿生长发育的理论问题(见母乳喂养效果),美国 MEC 将产后不到 30 天的哺乳期妇女的皮下埋植剂植入分类为 2 级(获益通常超过风险)。在母乳喂养的妇女中,延迟置入(即产后 30 天以上)被列为美国 MEC 1 级。

21. 删除了"体重对于皮下埋植剂使用者阴道出血模式改变的影响"。

22. 提出皮下埋植置入的时机似乎不会影响因出血而终止的情况。一项分析发现,在产后立即置入、产后 6~12 周置入和月经间期置入的妇女中,因不规则出血的终止率相似。流产后立即埋植的妇女与月经间期埋植的结果也相似。

23. 增加了皮下埋植剂使用者阴道出血模式改变的处理方案。医学上适合接受雌激素治疗的有出血困扰的皮下埋植剂使用者,可以给予低剂量复方口服避孕药。一项随机对照试验显示,与安慰剂组相比,皮下埋植剂植入后有出血的 32 名妇女,使用低剂量复方口服避孕药的 14 天期间出血症状明显改善。然而,停止治疗后 10 天内大多数女性出血反复。另一项试验也显示了类似的有效结果:米非司酮联合炔雌醇或多西环素可改善出血。但在治疗结束后令人烦恼的出血再现。

24. 资料显示含铜 IUD、LNG-20 IUD 以及皮下埋植剂的有效避孕时间均可超过 FDA 认证的使用年限。

25. 增加了肥胖妇女使用紧急避孕药和 IUD 有效率的区别。

肥胖妇女使用左炔诺孕酮和乌利司他(ulipristal)口服紧急避孕药的失败率可能高于正常体重的妇女。含铜IUD的有效率不受体重的影响。

26. 对STIs有高危因素的人群选用IUC的医学标准分级有变化。2011版表述:STIs风险增加的女性列为2/3级,暴露于淋病奈瑟菌或支原体感染高风险的妇女列为3级。

2017版表述:在IUD放置中,美国MEC将患阴道炎或STIs较高风险的情况列为2级。新增:由于LARC使用者避孕套的使用率低于其他避孕方法的使用者,因此应该告知有STIs风险的女性使用避孕套对STIs预防的益处;现患化脓性宫颈炎或已知衣原体感染或淋病是放置IUD的禁忌(美国MEC 4级)。

27. 新增带器妊娠发生时的处理方案。建议对IUD尾丝可见或能够安全经宫颈管取出的妇女,应取出IUD。选择终止妊娠的妇女,应在人工流产手术时或药物流产前取出IUD。如果继续带器妊娠,应该被告知相关风险增加。

28. 将以下原C级建议改成了B级建议

(1)在排除妊娠的情况后,月经周期的任何时间均可放置IUD或皮下埋植剂。

(2)对要求放置IUD的首诊妇女,如没有接受过STIs筛查以及病史中有STIs高风险的妇女,在放置前应给予CDC推荐的STIs筛查。放置IUD无需因等待检测结果而推迟。阳性结果的患者,治疗可不必取出IUD。

(3)IUD和皮下埋植剂应作为安全、有效的避孕措施向未产妇和青少年常规性提供。

29. 在C级建议中增加如下内容

(1)要求紧急避孕且适合放置IUD的妇女,应常规提供放置含铜IUD。

(2)细胞学检查发现放线菌被认为是偶然的。如无症状,无需抗菌治疗,可以将IUD留在原位。

(3)对IUD尾丝可见或能够安全经宫颈管取出IUD的带器妊娠妇女,应取出IUD。

(4)没有充分的证据表明,更年期妇女在产品避孕有效期前需要取出IUD或皮下埋植剂。

(二) ACOG长效可逆避孕指南2017版与英国国家卫生与临床优化研究所(NICE)长效可逆避孕2014版相比的不同点

1. 2014 NICE较详细论述了特殊群体(包括感染人类免疫缺陷病毒(HIV),学习障碍或身体残疾或年龄<16岁)的妇女的使用建议。

(1)未满16岁的青少年,她们的家人或照顾者也应获得信息以帮助她们作出决定。医疗保健专业人员应了解有关为青少年和有学习障碍的人提供建议与避孕的法律。在为16岁以下的青少年提供避孕措施时,应考虑儿童保护问题及相关法律。

(2)应支持有学习障碍和/或身体残疾的妇女自己作出有关避孕的决定。

(3)应根据个人的需要而不是在减轻照顾者或亲属的焦虑方面来看待避孕。

(4)当有学习障碍的妇女无法理解并对避孕决定负责时,其照顾者和其他相关人员应讨论解决有关避孕需求的问题并制订护理计划。

(5)对于HIV病毒阳性或者对于患有艾滋病的妇女,IUD、IUS是一种安全有效的避孕方法(应鼓励使用避孕套的安全性行为)。

(6)患有癫痫的妇女,在放置宫内节育器时应该提供包括抗癫痫药物在内的急救药物,因为宫颈扩张时癫痫发作的风险可能会增加。

(7)所有仅含孕激素的方法,包括IUS,可以用于有或没有先兆的偏头痛的女性。

(8)有静脉血栓栓塞症(VTE)病史的妇女可以使用IUS。

(9)如果雌激素禁忌,在医学上IUS对女性来说是安全的。

2. 关于STIs检测及抗生素使用

(1)2014版NICE指南表述:如果不能或尚未完成STIs的检测,应在放置宫内节育器之前给予STIs风险增加的女性预防性使用抗生素。

（2）2017 版 ACOG 指南表述：在 IUD 放置中，美国 MEC 将患阴道炎或 STIs 较高风险的情况列为 2 级。放置宫内节育器时未确诊 STIs 的妇女比未患 STIs 的妇女更容易患盆腔炎；然而，即使在患 STIs 的女性中，这种风险也很低。在宫内节育器置入前不推荐常规抗生素预防使用。

3. 有关放置 IUD 之后的随访时间　2014 版 NICE 指南表述：应在放置 IUD 第一次月经后或放置后 3~6 周进行随访，以排除 IUD 感染、穿孔或脱落。2017 版 ACOG 未提及。

4. 关于带器妊娠

（1）2014 版 NICE 指南表述：建议带器妊娠的妇女应在妊娠 12 周之前取出宫内节育器，无论她们是否打算继续妊娠。

（2）2017 版 ACOG 指南表述：应首先确定妊娠的部位，因带器妊娠更可能是异位妊娠。对宫内妊娠者来说，取出和保留 IUD 都有一定的风险，保留 IUD 的不良妊娠结局的风险更大。因此，建议对 IUD 尾丝可见或能够安全经宫颈管取出的妇女，应取出 IUD。选择终止妊娠的妇女，应在人工流产手术时或药物流产前取出 IUD。

5. 关于 IUS 置入时机　2014 版 NICE 指南表述：

（1）如果确定女性未怀孕，在月经周期的任何时间可以置入 IUS（但如果女性是闭经或自月经期出血已超过 5 天，则应在置入 IUS 的 7 天之内加用一种额外的避孕方法）。

（2）在孕中期流产后或在此后的任何时间。

（3）在产后 4 周后的任何时间，不论分娩方式如何。

2017 版 ACOG 指南表述：排除妊娠后，可在月经周期的任何时间放置 IUD。除以下情况外（手术流产后立即放置、产后 21 天内放置、从另一个可靠的避孕方法转换、经期头 7 天内放置 LNG-IUD），建议在放入 LNG-IUD 7 天之内加用一种额外的避孕方法（如避孕套）。

6. 2014 版 NICE 把注射避孕药纳入长效避孕，包括甲羟孕酮避孕针（DMPA）及炔诺酮庚酸酯（NET-EN）。

（三）ACOG 长效可逆避孕指南 2017 版与其他指南的比较（表 1-1，表 1-2）

表 1-1 有关皮下埋植剂不同指南的比较

	LNG/ETG/IMPLANTS			
	2017 ACOG	2015 WHO 5th	2016 US CDC	2014 US 青少年避孕
年龄（青少年）	作为安全有效的避孕方法，应常规提供给青少年 B级建议	初潮至<18岁=1；18~45岁=1；>45岁=1	初潮至<18岁=1；18~45岁=1；>45岁=1	是有长效避孕需求青少年理想的避孕方法
未生育	作为安全有效的避孕方法，应常规提供给未生育妇女 B级建议	1	1	未生育青少年可以安全使用
放置皮下埋植剂的最佳时间	排除妊娠后，可在月经周期的任何时间放置（7天内加用一种额外的避孕方法，如避孕套）B级建议	未说明	排除妊娠后，可在月经周期的任何时间放置 如在月经出血开始后>5天植入，则需要在接下来的7天内避免性交或使用额外的避孕措施	未说明
流产后置入（人工流产或自然流产）				

续表

	2017 ACOG	LNG/ETG/IMPLANTS		
		2015 WHO 5th	2016 US CDC	2014 US青少年避孕
a) 早期妊娠	当天置入皮下埋植剂是安全有效的,无需额外的随访 A级建议	1	1	可即刻放置
b) 中期妊娠		1	1	
c) 感染性流产后即刻		1	1	
产后置入	无论是否母乳喂养,产后立即进行埋植剂置入(即在分娩出院前置入)应作为安全有效的产后避孕方法常规提供给妇女 B级建议	不哺乳或≥6周哺乳=1 <6周哺乳=2	产后不哺乳,或≥30天哺乳=1 产后<30天哺乳=2	产后(院内)即可放置
对母乳喂养的影响	建议采用共同决策方法进行避孕咨询。产科工作者应该考虑妇女母乳喂养的愿望和她的非意愿妊娠风险,并与其讨论使用激素长效可逆避孕相关的限制和同题,以便她能够作出自主和情情的决定	对母乳和婴儿健康和生长无明显影响,但<6周的婴儿暴露在较高浓度激素下可能解大于利	未说明	对母乳和婴儿健康和生长无明显影响

续表

	LNG/ETG/IMPLANTS			
	2017 ACOG	2015 WHO 5th	2016 US CDC	2014 US青少年避孕
避孕器具使用年限	资料显示皮下埋植剂的有效避孕时间均超过 FDA 认证的使用年限 依托孕烯皮下埋植剂至少 4 年有效	未说明	未说明	未说明
对月经周期的影响和处理	子宫出血模式是不可预测的，也是停用最常见的原因之一 可考虑给予 5~7 天的非甾体抗炎药物的治疗 可以给予低剂量复方口服避孕药 C 级建议	对不寻常的阴道大量出血，应警惕潜在疾病	在植入前，提供出血模式潜在变化的咨询 如发现潜在妇科问题，请治疗该病症或转诊 如果未发现潜在的妇科问题并且该妇女要求治疗，则在出血期间可考虑以下选择： 非甾体抗炎药用于短期治疗(5~7天)，或低剂量口服避孕药、雌激素治疗(10~20天) 如果出血仍然持续且女性认为不可接受，请咨询替代避孕方法，并在需要时提供另一种方法	未说明

续表

	2017 ACOG	LNG/ETG/IMPLANTS		2014 US青少年避孕
		2015 WHO 5th	2016 US CDC	
异位妊娠风险	不会增加异位妊娠的绝对风险	1	1	未说明
更年期妇女皮下埋植剂取出时机	更年期妇女在产品有效期之前取出，目前缺乏令人信服的证据 C级建议 可维持使用至50~55岁（大部分北美妇女自然绝经年龄）	未说明	未说明	不适用

备注：

2015 WHO 5th： WHO避孕方法适用的医学标准（第5版，2015）
　　　　　　　Medical eligibility criteria for contraceptive use（5th edition），2015

2016 US CDC： 美国疾病预防控制中心（CDC）美国避孕方法适用的医学标准，2016
　　　　　　　U.S. Medical Eligibility Criteria for Contraceptive Use，2016

2014 US青少年避孕：美国儿科学会 青少年避孕策略说明，2014
　　　　　　　　　　POLICY STATEMENT　Contraception for Adolescents，2014

LNG/ETG/IMPLANTS：左炔诺孕酮/依托孕烯植入剂

Cu-IUD：含铜宫内节育器

LNG-IUD：含左炔诺孕酮宫内节育器

PID：盆腔炎性疾病

STIs：性传播感染

ACOG

A 级建议：基于良好和一致的科学证据

B 级建议：基于有限或不一致的科学证据

C 级建议：基于初步共识和专家意见

WHO 分级

1 在任娠情况下均可使用

2 通常可以使用此方法

3 除非其他方法提供不被接受，一般不推荐使用此方法

4 不能使用此方法

美国 CDC "美国避孕方法选用的医学标准（US MEC）"（得到 ACOG 认可）

1 对使用避孕方法没有限制的条件

2 使用该方法的优点通常超过理论已证实的风险的条件

3 理论风险或已证实风险通常超过使用该方法的优势条件

4 如果使用避孕方法，则表示不可接受的健康风险

表 1-2　有关 IUD 不同指南比较

	2017 ACOG		2015 WHO 5th	2016 US CDC	2014 US 青少年避孕
年龄（青少年）	作为安全有效的避孕方法，应常规提供给青少年 B 级建议		初潮至<20 岁 =2；≥20 岁 =1	初潮至<20 岁 =2；≥20 岁 =1	是有效长效避孕需求青少年理想的避孕方法
未生育	作为安全有效的避孕方法，应常规提供给未生育妇女 B 级建议		2	2	未生育青少年可以安全使用
放置 IUD 的最佳时间	**Cu-IUD**：排除妊娠后，可在月经周期的任何时间放置 B 级建议	**LNG-IUD**：排除妊娠后，可在月经周期的任何时间放置（7 天内加用一种额外的避孕方法，如避孕套）B 级建议	未说明	**Cu-IUD**：确定女性没有怀孕，可以随时放置　**LNG-IUD**：未说明	未说明

续表

	2017 ACOG	2015 WHO 5th		2016 US CDC		2014 US青少年避孕
		Cu-IUD/LNG-IUD				
流产后置入(人工流产或自然流产)						
a) 早期妊娠	立即置入是安全和有效的 A级建议	1		1		可即刻放置
b) 中期妊娠	完全性药物流产后立即置入 IUD应作为一种安全有效的避孕方法常规提供 B级建议	2		2		可即刻放置
c) 感染性流产后即刻	禁忌	4		4		禁忌
产后置入(产后立即指在阴道分娩和剖宫产胎盘排出后10分钟内)	应作为安全有效的产后避孕首选择常规提供(告知妇女脱落风险增高) B级建议 产后脓毒血症:禁忌	**Cu-IUD** 胎盘娩出至产后48小时=1 产后48小时至4周=3 产后≥4周=1 产后脓毒血症=4	**LNG-IUD** 胎盘娩出至产后48小时,哺乳=1 不哺乳=2 产后48小时至4周=3 产后≥4周=1 产后脓毒血症=4	**Cu-IUD** 产后立即=1 产后≥10分钟至4周=2 产后≥4周=1 产后脓毒血症,或有产后出血=4	**LNG-IUD** 产后立即不哺乳=1 哺乳=2 产后≥10分钟至4周=2 产后≥4周=1 产后脓毒血症,或产后出血=4	产后(院内)即可放置

续表

| | | Cu-IUD/LNG-IUD | | | | | | |
| | | 2017 ACOG | | 2015 WHO 5th | | 2016 US CDC | | 2014 US青少年避孕 |
		Cu-IUD	LNG-IUD	Cu-IUD	LNG-IUD	Cu-IUD	LNG-IUD	Cu-IUD	LNG-IUD
对母乳喂养的影响		不含激素，避免了理论上对母乳喂养的影响	建议采用共同决策方法进行避孕咨询。产科工作者应该考虑妇女母乳喂养的愿望和她的非意愿妊娠风险，并与其讨论使用激素长效可逆避孕相关的限制和问题，以便她能够作出自主和知情的决定	不含激素，避免了理论上对母乳喂养的影响	对母乳和婴儿健康和生长无明显影响	不含激素，避免了理论上对母乳喂养的影响	未说明	不含激素，避免了理论上对母乳喂养的影响	未说明

续表

| | Cu-IUD/LNG-IUD | | | |
	2017 ACOG	2015 WHO 5th	2016 US CDC	2014 US青少年避孕
紧急避孕	**Cu-IUD**：在无保护性交后不超过5天置入含铜IUD是紧急避孕的最有效方法 含铜宫内节育器应常规提供给要求紧急避孕并适合放置宫内节育器的妇女 C级建议	**Cu-IUD**：在无保护性交后不超过5天置入含铜IUD是高效的紧急避孕方法 如能评估排卵,含铜IUD可以在性生活5天后放置,但不超过排卵后5天	**Cu-IUD**：Cu-IUD也可以在第一次无保护性交后5天内作为紧急避孕置入 如能评估排卵,含铜IUD可以在性生活5天后放置,但不超过排卵后5天	**Cu-IUD**：放置Cu-IUD很少用于青少年紧急避孕
避孕器具使用年限	**Cu-IUD** ≥12年　**LNG-IUD** LNG-20 IUD可≥7年 LNG-18.6 IUD可≥5年	未说明	未说明	未说明
放置IUD之前是否应该常规筛查性传播疾病?				

续表

		Cu-IUD/LNG-IUD			
		2017 ACOG	2015 WHO 5th	2016 US CDC	2014 US 青少年避孕
常规筛查 STIs	B 级建议	未筛查过 STIs 或有 STIs 高危因素的女性,在放置前应行 STIs 筛查 放置不必因等待检测结果而延迟。筛查结果阳性时,可以在不取出 IUD 的情况下进行治疗	高危因素的女性,在放置前应行 STIs 筛查	未筛查过 STIs 或有 STIs 高危因素的女性,在放置前应行 STIs 筛查 放置不必因等待检测结果而延迟。筛查结果阳性时,可以在不取出 IUD 的情况下进行治疗	高危因素的女性,在放置当天应行淋病和衣原体筛查
IUD 置入后衣原体或淋病检测结果阳性		进行治疗,并可将 IUD 留在原位	2	2	治疗,可不取出
现患化脓性宫颈炎或已知衣原体感染或淋病		禁忌	4	4	禁忌

23

续表

| | Cu-IUD/LNG-IUD | | | |
	2017 ACOG	2015 WHO 5th	2016 US CDC	2014 US青少年避孕
放置IUD之前预防性使用抗菌药物能否降低盆腔炎的发生？	IUD放置前不推荐常规抗生素预防使用 A级建议 放置IUD时抗生素预防使用并不能降低PID的风险，也不会降低最初3个月内取出IUD的可能性	心脏瓣膜病有并发症(肺动脉高压，房颤，亚急性细菌性炎史)建议放置时预防性使用抗生素，以预防心内膜炎	通常不建议将预防性抗生素用于IUD放置	PID风险发生在放置过程
对月经周期的影响和处理	应该告知女性，使用含铜IUD可能会增加月经出血量和痛经 非甾体抗炎药物治疗含铜IUD引起的痛经或出血是有效的 随着时间的推移，出血和痛经逐渐减少 C级建议	对不寻常的阴道大量出血，应警惕潜在病	在IUD放置前，提供IUD期间出血模式的潜在变化的咨询。如发现潜在妇科问题，请治疗该病症或转诊 如果未发现潜在的妇科问题并且该女性要求治疗，则在出血期间可考虑以下治疗选择：非甾体抗炎药用于短期治疗(5~7天)，如果出血仍然持续且女性认为不可接受，请咨询或提供孕激素方法，并在需要时提供另一种方法	未说明

续表

	2017 ACOG	Cu-IUD/LNG-IUD		
		2015 WHO 5th	2016 US CDC	2014 US 青少年避孕
哪些手术可以在IUD在位的情况下进行?	子宫内膜活检、阴道镜检查、宫颈电灼或切除以及宫颈内膜取样,这些手术均可在IUD在位的情况下进行 C级建议	未说明	未说明	未说明
放置IUD的妇女,宫颈细胞学筛查时发现无症状放线菌感染,应如何选择治疗方案?	细胞学检查发现放线菌被认为是偶然的。如无症状,无需抗菌治疗,可以将IUD留在原位 C级建议	未说明	未说明	未说明

25

续表

	2017 ACOG	2015 WHO 5th	2016 US CDC Cu-IUD	2016 US CDC LNG-IUD	2014 US青少年避孕
		Cu-IUD/LNG-IUD			
妊娠女性，取出IUD是否会影响妊娠结局？	处理方案取决于本人是否有继续妊娠的意愿、孕周大小、IUD位置及尾丝是否可见。应首先确定妊娠的部位，宫内妊娠者取出和保留IUD都有一定的风险，保留IUD的不良妊娠结局的风险更大。建议对IUD尾丝可见或能够安全经宫颈管取出的妇女，应取出IUD C级建议 选择终止妊娠的妇女，应在人工流产手术时或取药物流产前取出IUD。如果妇女决定继续带器妊娠，应该被告知自然流产、感染性流产、绒毛膜羊膜炎和早产的风险增加	增加盆腔炎和感染性流产风险	评估可能的异位妊娠，告知自然流产的风险增加（包括危及生命的脓毒性流产）和早产风险增加 如果宫内节育器可见或从宫颈管安全取出，则取出宫内节育器可改善妊娠结局	胎儿可能会受到LNG-IUD激素的影响；然而，这种暴露是否会增加胎儿异常的风险尚不清楚	未说明

续表

		2017 ACOG		2015 WHO 5th	2016 US CDC	2014 US 青少年避孕
		Cu-IUD	LNG-IUD			
异位妊娠风险		不会增加宫外孕的绝对风险，因此可以向有异位妊娠史的妇女提供 IUD 避孕 B 级建议。异位妊娠的相对风险有增加，绝对风险不增加		1	1	未说明
更年期妇女 IUD 取出时机		在产品有效期之前取出，目前缺乏令人信服的证据 C 级建议 闭经后等待 1 年再取出，以确认绝经状态	在产品有效期之前取出，目前缺乏令人信服的证据 C 级建议 可维持使用至 50~55 岁（大部分北美妇女自然的绝经年龄），能有效应用于非避孕的适应证	未说明	未说明	不适用

评价与展望

美国妇产科医师学会(ACOG)依据最新的研究证据,结合美国的实际情况,于2017年发布了最新版的《长效可逆避孕——皮下埋植剂和宫内节育器》实践指南,对推进高效长效可逆避孕方法的广泛使用具有积极的作用,也可供我国计划生育工作者参考。我们在临床实际工作中,应紧密结合我国国情,遵循《临床诊疗指南与技术操作规范——计划生育分册》(2017修订版)中的原则,保障妇女的权益和健康。

■ 参考文献

1. Harper CC, Rocca CH, Thompson KM, et al. Reductions in pregnancy rates in the USA with long-acting reversible contraception: a cluster randomised trial. Lancet, 2015, 386: 562-568.

2. Diedrich JT, Zhao Q, Madden T, et al. Three-year continuation of reversible contraception. Am J Obstet Gynecol, 2015, 213: 662, e1-e8.

3. Heinemann K, Reed S, Moehner S, et al. Risk of uterine perforation with levonorgestrel-releasing and copper intrauterine devices in the European Active Surveillance Study on Intrauterine Devices. Contraception, 2015, 91: 274-279.

4. Abraham M, Zhao Q, Peipert JF. Young age, nulliparity, and continuation of long-acting reversible contraceptive methods. Obstet Gynecol, 2015, 126: 823.

5. McNicholas C, Madden T, Secura G, et al. The contraceptive CHOICE project round up: what we did and what we learned. Clin Obstet Gynecol, 2014, 57: 635-643.

6. Steenland MW, Zapata LB, Brahmi D, et al. Appropriate follow up to detect potential adverse events after initiation of select contraceptive methods: a systematic review. Contraception, 2013, 87: 611-624. (Systematic Review)

7. Obijuru L, Bumpus S, Auinger P, et al. Etonogestrel implants in

adolescents：experience，satisfaction，and continuation. J Adolesc Health，2016，58：284.

8. Access to contraception. Committee Opinion No. 615. American College of Obstetricians and Gynecologists. Obstet Gynecol，2015，125：250.

9. Increasing access to contraceptive implants and intrauterine devices to reduce unintended pregnancy. Committee Opinion No. 642. American College of Obstetricians and Gynecologists. Obstet Gynecol，2015，126：e44.

10. Phillips SJ，Tepper NK，Kapp N，et al. Progestogen-only contraceptive use among breastfeeding women：a systematic review. Contraception，2016，94：226-252.

11. Braga GC，Ferriolli E，Quintana SM，et al. Immediate postpartum initiation of etonogestrel-releasing implant：A randomized controlled trial on breastfeeding impact. Contraception，2015，92：536-542.

12. Kapp N，Abitbol JL，Mathe H，et al. Effect of body weight and BMI on the efficacy of levonorgestrel emergency contraception. Contraception，2015，91：97：1994.

13. Turok DK，Jacobson JC，Dermish AI，et al. Emergency contraception with a copper IUD or oral levonorgestrel：an observational study of 1-year pregnancy rates. Contraception，2014，89：222-228.

14. Wu JP，Pickle S. Extended use of the intrauterine device：a literature review and recommendations for clinical practice. Contraception，2014，89：495.

15. Rowe P，Farley T，Peregoudov A，et al. Safety and efficacy in parous women of a 52-mg levonorgestrel-medicated intrauterine device：a 7-year randomized comparative study with the TCu380A. IUD Research Group of the UNDP/UNFPA/WHO/World Bank Special Programme of Research，Development and Research Training in Human Reproduction. Contraception，2016，93：498-506.

16. Creinin MD，Jansen R，Starr RM，et al. Levonorgestrel release rates over 5 years with the Liletta®52-mg intrauterine system. Contraception，2016，94：353-356.

17. Ali M，Akin A，Bahamondes L，et al. Extended use up to 5 years of the etonogestrel-releasing subdermal contraceptive implant：comparison

to levonorgestrel-releasing subdermal implant. WHO study group on subdermal contraceptive implants for women. Hum Reprod,2016,31: 2491-2498.

18. Grentzer JM,Peipert JF,Zhao Q,et al. Risk-based screening for Chlamydia trachomatis and Neisseria gonorrhoeae prior to intrauterine device insertion. Contraception,2015,92:313-318.

19. Workowski KA,Bolan GA. Sexually transmitted diseases treatment guidelines,2015. Centers for Disease Control and Prevention[published erratum appears in MMWR Recomm Rep 2015;64:924]. MMWR Recomm Rep,2015,64(RR-03):1-137.

20. Sordal T,Inki P,Draeby J,et al. Management of initial bleeding or spotting after levonorgestrel-releasing intrauterine system placement:a randomized controlled trial. Obstet Gynecol,2013,121:934-941.

病 案 分 析

病例1

受术者,女,20岁,因"要求避孕"于2018年7月5日就诊。

受术者性生活1年余,固定性伴侣1人,曾服用口服避孕药6个月,因工作性质常有漏服,且胃肠反应较明显,故停服。平时采用安全期、体外射精、紧急避孕药、避孕套等方法避孕。本人1年前、6个月前因紧急避孕药避孕失败"宫内早孕"行人工流产术各一次,手术顺利,术后恢复良好。未来5年无生育要求。现来院寻求长期高效的避孕方法,她提出要求能否放置LNG-20 IUD。

既往史:否认高血压、糖尿病、心脏病、乳腺等病史。否认肝炎、结核等重大传染病史。否认盆腔炎病史。否认其他手术史,术后恢复良好,否认外伤史。

个人史:无吸烟、饮酒史。否认有不洁性行为史。

月经史:初潮13岁,5/30天,平素月经规则,量中,色红,无痛经,白带无明显异常。末次月经2018年6月18日,量与性状同前。

婚育史:未婚,孕2产0,人工流产共2次,末次人工流产为6个月前"宫内早孕"行人工流产手术,过程顺利。

体格检查:T:36.8℃;P:78次/min;R:20次/min;BP:120/75mmHg。

精神可,神志清楚,呼吸平稳。面色红润,巩膜无黄染。双肺呼吸音清。心率78次/min,律齐,无杂音。听诊肠鸣音正常。肝脾肋下未及。

妇科检查:外阴已婚未产型,阴道内见少量乳白色分泌物,无异味;宫颈光滑,无接触性出血,无举痛;子宫前位,正常大,质中,活动佳,无压痛;双附件区未及包块、无压痛。其他:双侧腹股沟区域未及淋巴结肿大。

辅助检查:血常规、凝血功能、肝肾功能、乙肝丙肝梅毒艾滋病检测及妇科盆腔超声检查未见异常。

问题1:我国青年人群人工流产现状?

依据国家人口和计划生育委员会科学技术研究所报道数据和调查结果,可以将青少年未婚人工流产问题的现状归纳为以下四个特征:

1. **未婚人工流产比例高** 未婚人工流产不仅比例高,且出现逐年上升趋势。据原卫生部统计:我国每年人工流产例数居高不下,其中未婚青少年占人工流产受术者的比例相当高,每年约进行1000万例次人工流产,其中18岁以下少女250万例次。不少调查显示该比例更高,未婚人工流产女性占人工流产总数的30%。

2. **未婚人工流产低龄化** 各种调查均显示:未婚人工流产已经出现低龄化趋势。一项对自愿选择在门诊终止非意愿妊娠的446名未婚女青年进行的调查表明:年龄最小为16岁,平均年龄为22岁。

3. **未婚重复人工流产比例高** 现有基于几大城市的调查研究,从不同侧面反映了未婚妇女重复人工流产率较高。1996年上海报道其未婚青年的重复流产率为2.7%,但进入21世纪,重复流产率出现了上升。比如:北京市11家医院寻求人工流产服务的未婚青年,重复流产率为30.0%;有研究还报道重复流产中出现了较多比例的2次以上流产,例如在重复流产率为

30.0% 的人群中：2 次人工流产史的为 77%，3 次人工流产史的有 16.9%，3 次以上的为 6.1%，次数最多的为 6 次。

4. 未婚人工流产并发症高 未婚人工流产不仅给受术者生理、心理上带来痛苦，还会引发相当高比例的术中及近、远期并发症，如：生殖器感染、子宫穿孔、出血、月经失调、不孕症、异位妊娠等。严重损害青少年生殖健康和心理健康。有研究报道未婚人工流产女性的生殖系统炎症检出率 28.7%，此外，未婚人工流产女青年的焦虑和忧郁症状比未婚非人工流产女青年更为普遍和严重。

问题 2： 目前青少年避孕的现状怎样？

联合国人口基金限定青年期为 15~24 岁，因而通常所称的青少年或年轻人为 10~24 岁年龄段的人群。在全球范围内，占世界人口 1/4 的是青少年，总计 18 亿。我国 10~24 岁的青少年已接近 3 亿。青少年正处于身心发育和成长的关键时期。

青少年生育现象复杂而深远，不仅影响青少年，也影响其子女及社会。与选择使用短效避孕药的青少年相比，长效可逆避孕（LARC）具有更高的疗效，更高的持续率和更高的满意度。宫内节育器和皮下埋植剂的并发症少见，这些方法对青少年来说是安全的。青少年使用 LARC 的障碍包括对方法缺乏了解，潜在的高成本，缺乏获取，父母接受度低，妇产科医师和其他医疗保健提供者对 LARC 在青少年中使用安全性的误解等。

世界卫生组织（WHO）在内的 14 家机构承认并承诺，呼吁所有推进青少年性与生殖健康和权利的组织，确保青少年能够充分和明智地选择避孕药具，为所有性活跃的青少年（月经初潮 ~24 岁），无论婚姻状况如何，提供尽可能多的避孕选择，包括长效可逆的避孕方法（LARC）。

根据目前的循证医学依据，LARC 被认为是最有效、最高续用率、最高使用者满意度的避孕方法，目标人群包括未生育和青春期女性。为青少年提供 LARC 是安全的。

目前，各权威机构的指南一致认为 LARC 作为安全有效的避孕方法，应常规提供给未生育妇女和青少年，是防止青少年意外妊娠的可选方法。WHO 第 5 版《避孕方法选用的医学标准》

以及美国MEC将未生育女性和青少年(20岁以下)使用宫内节育器列为2级(获益大于风险),皮下埋植剂的适用级别列为1级(即在任何情况下使用的方法)。美国妇产科学会和儿科学会发表声明,确认LARC对青少年来说是安全恰当的。鉴于青少年意外妊娠的高风险性,他们可能会从LARC的推广使用中受益。同样,美国疾病控制中心也支持推广青少年使用LARC。英国的医师认为宫内节育系统可被年轻妇女接受,包括未生育妇女无须限制年龄。在瑞典,已经被常规推荐用于未生育妇女。美国ACOG 2018年5月第735号委员会意见建议:宫内节育器(IUD)和皮下埋植剂的并发症很少见,青少年和成年女性之间差异很小,这使得这些方法对青少年来说是安全的;尊重青少年选择或拒绝任何可逆避孕方法的权利至关重要,避孕咨询的框架对于提供公平的保健,促进所有避孕方法的获取和覆盖以及避免潜在的胁迫至关重要。妇产科医师应该使用这个框架,并将LARC与所有其他可逆方法一起提供给希望预防妊娠的青少年。由于青少年性传播感染(STIs)的风险较高,因此妇产科医师应继续遵循STI筛查的标准指南,应建议选择LARC方法的青少年同时使用男性或女性避孕套(双重方法)以降低性传播感染的风险,包括人类免疫缺陷病毒(HIV)。

问题3:该女性能否放置LNG-IUD作为避孕?

该女性尝试过多种避孕方法,但仍多次非意愿妊娠行人工流产,现有意愿选择LARC,符合适应证、无禁忌证[《临床诊疗指南与技术操作规范——计划生育分册》(2017修订版)],可以放置LNG-IUD。

放置时机:LNG-IUS多选择月经期放置,嘱该女性月经期第1~7天来院放置。

点评: 该女性无放置宫内节育器的禁忌证,已有2次非意愿妊娠而人工流产,未来5年无生育要求。选择LARC能更好地避免非意愿妊娠,保护生育力。

病例2

孕妇,女,32岁,孕6产1,停经40周、瘢痕子宫,咨询此次剖宫产当时能否放置宫内节育器。

孕妇性生活 9 年，固定性伴侣 1 人，在未妊娠时采用安全期、体外射精、避孕套等方法避孕。曾因宫内早孕行人工流产 4 次，手术顺利，恢复良好。6 年前因臀位行剖宫产 1 次，手术顺利，恢复良好。未来无生育要求。此次剖宫产同时要求采取长期高效的避孕方法，咨询能否放置宫内节育器。

既往史：否认高血压、糖尿病、心脏病等病史。否认肝炎、结核等重大传染病史。否认盆腔炎病史。否认其他手术史，否认外伤史。

个人史：无吸烟、饮酒史。否认有不洁性行为史。

月经史：初潮 14 岁，5/32 天，平素月经规则，量中，色红，无痛经，白带无明显异常。末次月经 2017 年 9 月 18 日，量与性状同前。

婚育史：已婚，孕 6 产 1，剖宫产 1 次；人工流产共 4 次，末次人工流产为 2 年前"宫内早孕"行人工流产手术，经过顺利。

体格检查：T：36.8℃；P：76 次 /min；R：21 次 /min；BP：122/74mmHg。

精神可，神志清楚，呼吸平稳。面色红润，巩膜无黄染。双肺呼吸音清。心率 76 次 /min，律齐，无杂音。

专科检查：宫高 35cm，腹围 95cm，胎心 146 次 /min。下腹部剖宫产瘢痕愈合佳。双合诊：外阴已婚未产型，阴道内见少量乳白色分泌物，无异味；宫颈光滑，无接触性出血，无举痛；子宫底位于脐和剑突中间，活动欠佳，无压痛。其他：双侧腹股沟区域未及淋巴结肿大。

辅助检查：血常规、凝血功能、肝肾功能、电解质、乙肝丙肝梅毒艾滋病检测未见异常。

问题 1：产后短期内妊娠的危害？

产后一年以内妊娠，不良妊娠结局，如早产、低体重、小于胎龄儿、死胎的危险性增加；并且，由于子宫壁肌组织尚未完全恢复，无论是继续妊娠或人工流产手术，均易发生子宫损伤、出血过多等并发症。剖宫产后的生育间隔，在 12 个月内子宫破裂的发生率为 4.8%，超过 24 个月者发生率下降到 0.9%。生育间隔过短和意外妊娠，对母婴双方均构成健康风险。生育间隔>2 年可避免 30% 孕产妇死亡和 10% 的 5 岁以下儿童死亡。

问题 2：我国产后避孕现状？

产后避孕主要是指在产后 12 个月内为防止意外妊娠及过短的生育间隔而采用的避孕措施。生育间隔过短和意外妊娠，对母婴双方均构成健康风险。有大样本研究发现：产后女性避孕措施的平均落实时间滞后于性生活的恢复时间。产后女性避孕知识匮乏［对避孕相关知识总正确率为 26.8%，其中有关 IUD、单纯孕激素避孕法（POC）、复方口服避孕药（COC）、哺乳闭经避孕法（LAM）的正确率，分别是 31.3%、18.6%、23、7%、44.9%］。医务人员在产后访视中有关避孕的宣教和指导不足。服务提供者可以通过发放宣传手册资料、鼓励服务对象向医师护士咨询、相关科室建立产后避孕热线电话等途径开展产后避孕的宣教和指导。

问题 3：如何推进产后 LARC？

美国妇产科学会（ACOG）建议采用以下策略立即落实产后长效可逆避孕（LARC）：

最理想的情况是，女性在产前就应该对产后 LARC 的选择进行咨询，如宫内节育器（IUD）的优势风险，禁忌证以及允许的替代方案。

产后即时 LARC 应作为产后避孕的有效选择；妇产科医师和其他产科医疗服务提供者应向女性提供关于产后 LARC 即时性和有效性的建议，以及其减少意外妊娠和延长生育间隔的益处。

如产后未立即落实安置 LARC，应该建立相关体系以确保有意向采用 LARC 的妇女在产后随访期间得到落实。

产科医师、其他产科护理提供者和机构应有相关流程和 LARC 器具，并有医保政策，以支持阴道分娩和剖宫产后立即放置 LARC。

问题 4：该女性能否剖宫产后即刻放置含铜宫内节育器作为避孕？

符合适应证、无禁忌证［《临床诊疗指南与技术操作规范——计划生育分册》（2017 修订版）］，可以放置含铜宫内节育器。

适应证：

1. 育龄妇女自愿要求放置 IUC 且无禁忌证者。

2. 用于要求紧急避孕并愿意继续以 IUD 避孕且无禁忌证者。

禁忌证：

1. 绝对禁忌证

（1）妊娠或可疑妊娠者。

（2）生殖器官炎症，如阴道炎、急性或亚急性宫颈炎、急慢性盆腔炎、性传播疾病等，未经治疗及未治愈者。

（3）3 个月以内有月经频发、月经过多（左炔诺孕酮 -IUS 除外）或不规则阴道出血者。

（4）子宫颈内口过松、重度撕裂（固定式 IUD 例外）及重度狭窄者。

（5）子宫脱垂Ⅱ度以上者。

（6）生殖器官畸形，如子宫纵隔、双角子宫、双子宫者。

（7）子宫腔深度<5.5cm，>9cm 者（人工流产时、正常阴道分娩及剖宫产后例外）。

（8）人工流产后子宫收缩不良、出血多，有妊娠组织物残留或感染可能者。

（9）阴道分娩时或剖宫产时胎盘娩出后存在潜在感染或出血可能者。

（10）有各种较严重的全身急、慢性疾患者。

（11）有铜或相关药物过敏史者。

2. 相对禁忌证

（1）产后 42 天后，如恶露未净或会阴伤口未愈者，应暂缓放置。

（2）葡萄胎史未满 2 年者慎用。

（3）有严重痛经者慎用（左炔诺孕酮 -IUS 及含吲哚美辛 IUD 例外）。

（4）生殖器官肿瘤，如子宫肌瘤、卵巢肿瘤等慎用。

（5）中度贫血，Hb<90g/L 者慎用（左炔诺孕酮 -IUS 及含吲哚美辛 IUD 例外）。

(6)有异位妊娠史者慎用。

3. 放置时机

(1)非孕期,月经期第3天起至月经干净后7天内均可放置。含铜IUD选择月经干净后3~7天,左炔诺孕酮-IUS多选择月经期放置。

(2)月经延期或哺乳期闭经者,应在排除妊娠后放置。

(3)人工流产负压吸宫术和钳刮术后、中期妊娠引产流产后24小时内清宫术后可即时放置。

(4)自然流产正常转经后、药物流产2次正常月经后放置。

(5)剖宫产或阴道正常分娩胎盘娩出后即时放置。

(6)产后42天恶露已净,子宫恢复正常者。根据会阴伤口和剖宫产瘢痕愈合情况选择放置。

(7)含铜IUD用于紧急避孕,不受月经周期时间限制,需在无保护性交后5天内放置。

针对该妇女的放置时机:如剖宫产手术顺利,不存在潜在感染或出血可能等情况,胎盘娩出后可即时放置。

点评:该妇女将生育2孩,未来无生育要求,产后立即落实长效、高效避孕措施,避免非意愿妊娠带来的心身伤害,这无疑是明智的选择。产后避孕,需要产科和计划生育科医护工作者共同努力推进。

病例3

产妇,女,26岁,孕2产1。足月阴道分娩后42天,哺乳,恶露已干净,产后复查正常,未恢复性生活,现无不适,要求放置皮下埋植避孕。

产妇性生活5年,固定性伴侣1人,在未妊娠时采用安全期、体外射精、避孕套等方法避孕。3年前"宫内早孕"行人工流产1次,未来近3年无生育要求。此次产后复查要求采取长期高效的避孕方法,咨询能否放置皮下埋植剂及对哺乳有无影响。

既往史:否认高血压、糖尿病、心脏病等病史。否认肝炎、结核等重大传染病史。否认盆腔炎病史。

个人史:无吸烟、饮酒史。否认有不洁性行为史。

月经史:初潮14岁,5/28天,平素月经规则,量中,色红,有痛经、不剧烈，白带无明显异常。末次月经2017年7月18日，量与性状同前。

婚育史：已婚，孕2产1，人工流产1次，末次人工流产为3年前"宫内早孕"行人工流产手术，经过顺利。末次妊娠为42天前阴道足月平产，恶露已干净，产后复查正常。

体格检查：T：36.8 ℃；P：72次/min；R：18次/min；BP：116/74mmHg。

精神可，神志清楚，呼吸平稳。面色红润，巩膜无黄染。双肺呼吸音清。心率72次/min，律齐，无杂音。听诊肠鸣音正常。肝脾肋下未及。

妇科检查：双合诊：外阴已婚已产型，阴道内见少量乳白色分泌物，无异味；宫颈光滑，无接触性出血，无举痛；子宫前位，正常大，质中，活动佳，无压痛；双附件区未及包块、无压痛。

问题1：皮下埋植剂的优势有哪些?

皮下埋植剂是一种长效可逆缓释系统。皮下埋植避孕法，是在育龄妇女的上臂内侧皮下埋植含单方孕激素避孕药的硅胶囊(棒)，药物以缓慢恒定的速度释放进入血液，以达到长期避孕的目的。皮下埋植避孕的优势有：高效，是所有避孕措施中失败率最低的一种方法；长效，1次皮下埋植避孕可以持续3~6年；简便，一旦皮下埋植后有效期内无需采取任何其他避孕方式；埋植手术时间短、痛苦小，如依托孕烯皮下埋植剂使用特殊装置，植入更方便，单根埋植于皮下，取出简单；可逆，取出后能迅速恢复生育能力；不含雌激素，哺乳期和有雌激素禁忌的妇女均可使用；非避孕的健康益处：皮下埋植剂可改善痛经和/或经血过多。研究显示，使用依托孕烯皮下埋植剂3年，97%的痛经妇女症状得到改善。在内异症伴有痛经的使用者中进行的试验结果显示，能够改善患者的疼痛评分，埋植1个月后患者疼痛评分的平均值从术前的7.08分降低至3.72分($P<0.05$)，3个月时更降至0.84分($P<0.01$)。

问题2：该哺乳期妇女能否放置皮下埋植避孕?

研究显示，与宫内节育器避孕相比，产后28~56天接受依托孕烯皮下埋植剂避孕的妇女，不影响乳汁分泌总量及乳汁的蛋白质总量、乳糖蛋白含量;随访3年,婴儿的生长发育不受干扰,两组婴儿的身长、头围和体重无差异。ACOG在B级建议(基于有限或不一致的科学证据)中提到:无论是否母乳喂养,产后立即放置皮下埋植剂(即分娩后出院前放置)应作为安全、有效的避孕措施常规提供。WHO第5版《避孕方法选用的医学标准》将产后<6周的哺乳妇女使用皮下埋植剂列为2级(获益大于风险),产后>6周妇女皮下埋植剂适用级别列为1级(即在任何情况下使用的方法)。我国《临床诊疗指南与技术操作规范——计划生育分册》(2017修订版),将"产后6周以上哺乳妇女"列入使用皮下埋植剂的适应证。

皮下埋植剂的禁忌证包括:

1. 绝对禁忌证

(1)妊娠或可疑妊娠者。

(2)不明原因的不规则阴道出血者。

(3)母乳喂养,且产后<6周者。

(4)乳腺癌患者。

(5)急慢性肝炎、肾炎、肝肾功能异常者。

(6)肝硬化失代偿期、肝细胞腺瘤、肝癌患者。

(7)现患和曾患缺血性心脏病、有脑血管意外史者。

(8)急性深静脉血栓/肺栓塞患者,抗磷脂综合征患者。

(9)偏头痛伴有局灶性神经症状者,严重头痛者。

(10)糖尿病有并发症者。

(11)凝血功能障碍或严重贫血。

2. 相对禁忌证

(1)吸烟妇女,且年龄>35岁。

(2)高血压患者。

(3)深静脉血栓或肺栓塞家族史。

(4)癫痫、抑郁症。

(5)乳腺包块未明确诊断者。

(6)深静脉血栓/肺栓塞病史;正在进行抗凝治疗的深静脉血栓/肺栓塞患者。

(7)高血脂者。

（8）系统性红斑狼疮（SLE）患者。

（9）偏头痛没有局灶性神经症状者。

（10）宫颈癌患者、宫颈上皮内瘤变患者。

（11）糖尿病患者无并发症者。

（12）胆囊疾病或与复方口服避孕药有关的胆汁淤积症者。

（13）肝脏局灶性结节状增生。

（14）长期服用巴比妥类、抗癫痫类、利福平、苯妥英钠或四环素族抗生素等药物者。

（15）经历大手术长期不能活动者。

3. 埋植时间

（1）月经来潮1~7天内，依托孕烯埋植剂建议在月经1~5天植入。

（2）人工流产术后立即放置。

（3）母乳喂养者产后6周以后、非母乳喂养者产后即可埋植；月经未转经者，应排除妊娠后埋植。

针对该妇女，产后已6周，未恢复性生活，相关检查正常即可放置。

点评：产后哺乳期妇女常常选择避孕套、宫内节育器的避孕方法。事实上，皮下埋植避孕也是可选的一种高效长效可逆的措施。研究发现，对婴儿的生长发育无不良影响。

第 二 章

《2018年SOGC人工流产：手术流产和中期妊娠药物流产》解读·病案分析

刘欣燕[1] 于晓兰[2] 韦晓昱[2] 李晓川[1]

1. 中国医学科学院北京协和医院　2. 北京大学第一医院

引　言

　　人工流产用于避孕失败的补救、孕妇严重疾患不能继续妊娠、胎儿严重畸形的妊娠终止。为了保护生殖健康，降低人工流产的并发症，加拿大妇产科学会（Society of Obstetricians and Gynaecologists of Canada，SOGC）于2018年发布了《人工流产：手术流产和中期妊娠药物流产》的实践指南，本文结合国内外指南或共识，对该指南进行解读，为临床工作提供参考。

解 读 细 则

一、《2018年SOGC人工流产：手术流产和中期妊娠药物流产》指南

（一）定义

　　早期妊娠定义为根据末次月经计算，14周之内的妊娠。中期妊娠定义为14~24周的妊娠。在加拿大，超过2/3的终止在13周内进行。终止中期妊娠最常见的方法是准备宫颈后，由经过专门培训的术者行钳刮术作为终止中期妊娠最常用的方法；中期妊娠药物引产是联合用药促使妊娠物排出（阴道分娩），通常需要在监护下进行。

2016 年，SOGC 回顾了妊娠早期药物流产并制定药物流产指南，本指南主要针对早期、中期手术流产及早期、中期药物流产。

（二）围术期处理

1. **知情告知**　正在考虑人工流产的女性需要适时关爱，应该给她们一个机会讨论为什么要做人工流产，以及详细介绍手术流产和药物流产在效果、风险以及术式选择方面的差别。妇女及其伴侣会从咨询中获益。一般情况下，药物流产和手术流产在妊娠 49 天之前是相同的，在>49 天的妊娠妇女，药物流产的出血风险和后续转为手术流产的风险会增加一些。

2. **医疗评估**　应进行医学评估以鉴别出高危人群，最基本的检查包括身高、体重、生命体征、妇科检查、Rh 血型等。根据病史做进一步的相关检查。

（1）无阴道分娩史和有宫颈手术史的女性可能宫颈扩张困难。

（2）肥胖的妇女手术时间增加，但并发症没有增加。

（3）有合并症且控制不佳的妇女需要专家咨询，其中少数人需要住院治疗。

（4）美国麻醉医师协会分级标准中≥3 级的妇女应该接受术前麻醉咨询。

（5）有剖宫产史的妇女发生手术流产并发症的概率增加。

（6）有剖宫产史妇女发生前置胎盘、前壁胎盘低置的风险增加；患有出血性疾病的妇女术中出血的风险增加。

（7）如果是无痛操作，应进行心肺和气道检查。美国麻醉医师协会建议在适度镇静之前 2 小时禁食清亮液体，6 小时禁食固体食物。

（8）有些妇女在得知怀孕以后就停用了某些特定药物，特别是情绪稳定剂。评估心理健康状况和用药史，可以确定哪些妇女需要抗焦虑治疗或重新开始服药。

（9）人工流产之前要常规进行超声检查，对于确定孕龄至关重要。

（10）超声对于确定中期妊娠的胎盘位置非常重要。胎盘前置或低置时，出血的风险很大。若子宫有瘢痕，则需要进一步的影像学检查,例如多普勒超声、CT 或 MRI 来除外胎盘植入,并正确认识这些检查的局限性。在中期妊娠的手术流产过程中,术中超声已被证明可减少并发症的发生,包括子宫穿孔。

应评估中期妊娠手术流产与药物流产的风险和益处(表2-1)。孕 16 周之前钳刮术的并发生发生率<1%,16~20 周并发症的发生率为 1%,20 周以上为 1.5%,之后每增加 1 周,并发症的发生率增加 1%。随着时间的推移,中期妊娠流产死亡率已经下降至 0.65/100 000。钳刮术的死亡率比药物流产低 2.5 倍,但这个差异没有统计学意义。钳刮术的并发症的发生率低,且较药物流产低。无论钳刮术还是药物流产其死亡率均较活产分娩的死亡率(8.8/100 000)要低。由于前置胎盘增加出血的风险,不论是否有剖宫产史,手术流产优于药物流产,若进行药物流产,需作好紧急手术的准备。

表 2-1 中期妊娠手术流产与药物流产的风险和益处

	中期妊娠手术流产	中期妊娠药物流产
时间	手术前 1~2 天的宫颈准备时间,麻醉后的恢复时间	流产持续数小时至数天,需要住院 1~3 天
方法	通过手术进行	重复给药后排出(分娩)
条件	一个手术间,一名经过钳刮术培训的流产提供者,熟练的医务人员,和局部中等强度的镇静	熟练的护士和经过培训产科医师
镇痛	在手术前和手术期间提供短期镇痛药和 / 或麻醉	在宫颈扩张和分娩期间提供短期或持续镇痛
病理	无法得到完整的胎儿,可能无法进行尸检	可以得到完整胎儿,利于观察胎儿和尸检
丧葬	可提供火葬和埋葬	可提供火葬和埋葬
潜在并发症	大出血 子宫穿孔 感染 不全流产 输血(<1%) 子宫切除	大出血 感染 不完全流产需要清宫(<5%) 子宫切除

3. 围术期用药

（1）预防性应用抗生素：流产后感染虽然不常见，但是可能导致严重的后遗症。预防性应用抗生素可以减少流产后感染的发生。关于中期妊娠手术流产前预防性抗生素应用的研究很少，但是有限的研究表明是有益处的。

（2）围术期止痛：口服非甾体抗炎药如布洛芬、双氯芬酸和萘普生均可减少早期妊娠手术流产的术中和术后的疼痛。布洛芬治疗术后疼痛优于曲马多，口服阿片类药物不能减轻术中和术后疼痛。对乙酰氨基酚和酮洛酸并不能减轻妇女全麻手术后的疼痛。

在术前镇痛的 RCT 研究中，苯二氮䓬类药物没有减轻患者疼痛和缓解焦虑的作用。米索前列醇增加了术前抽搐的发生，而术中减轻疼痛的数据是不一致的。接受静脉阿片类药物治疗的患者和妊娠剧吐的妇女，应考虑给予止吐治疗。

1）早期和中期妊娠手术流产中的止痛/麻醉：①局部麻醉：对于早期妊娠手术流产的镇痛，碳酸利多卡因优于纯利多卡因，慢注射优于快注射，深注射优于浅注射。对于给予中等强度镇静的妇女，宫颈旁注射与宫颈内注射镇痛效果相似。利多卡因的总剂量不应超过 4.5mg/kg，当使用肾上腺素和血管加压素时，利多卡因的总剂量不应超过 7mg/kg。利多卡因的副作用包括：头晕、耳鸣、周围刺痛和口腔金属味。抽搐、心脏病发作和过敏反应是罕见的，并且与剂量相关。由于利多卡因可能会意外注射进静脉，所以需要加强毒性监测。②镇静：一般手术流产需要中等强度的镇静，常用药物是芬太尼 50~100μg 静脉注射和咪唑安定 1~2mg 静脉注射。中等强度镇静联合宫颈旁阻滞比单独使用宫颈旁阻滞或宫旁阻滞联合口服阿片类/苯二氮䓬类药物效果要好。添加二氧化氮和一氧化亚氮（笑气）50∶50 不能改善手术或术后疼痛。一些中心使用深度静脉注射镇静剂联合异丙酚方案的全身麻醉。在一项 RCT 研究中，比较中等强度镇静加宫颈旁阻滞与单独全麻两种方案，全麻的术中镇痛效果较好，但术后疼痛控制较差。对于小于孕 21 周的手术流产，在全麻基础上增加 10ml 的宫颈旁阻滞不能改善术后疼痛。③非药物干预措施：听音乐是否减轻疼痛没有定论，虽然催眠可以减少镇静剂的用量，也可以减少一氧化二氮的用量，但对疼痛发生率没有影响。

2）**中期妊娠药物流产的镇痛**：使用镇痛泵，每 3~6 分钟应用 50μg 芬太尼的效果优于 25μg 芬太尼或 2mg 吗啡。非甾体抗炎药可降低阿片类制剂的用量。一些对照试验表明，在含有吗啡的镇痛泵中加用甲氧氯普安，可以减轻药物流产的疼痛。宫颈旁阻滞不能减轻疼痛。

（3）流产前杀胚：杀胚是指在人工流产之前使胎儿心脏停止搏动，通常是出于社会心理因素（女性和提供者）的考虑。主要方法为经腹注射药剂，如：氯化钾（主要用于中期妊娠药物流产）、地高辛（主要用于中期妊娠手术流产），或利多卡因；还可以经阴道给予地高辛、经脐带给药。杀胚药可注射到羊水内、胎体、胎儿心脏内或脐带血管内。

在 8 项中期手术流产涉及杀胚的描述性研究中，有 0~3.8% 的妇女出现了严重的并发症（意外大出血、需要输血、严重盆腔炎）。有 3 例严重不良事件报道：1 例为胎儿心内注射氯化钾后母亲心搏骤停，1 例为产气荚膜梭菌败血症，还有 1 例羊膜腔内注射地高辛引起的高血钾麻痹的病例报告。0~0.5% 的女性使用杀胚药物后发生了院外分娩。2 项 RCT 研究比较胎体注射和羊膜腔内注射地高辛的杀胚效果：1 项研究没有发现任何差异，另一项研究发现胎体注射后胎儿心脏停搏率较高（94.8% *vs.* 82.3%；$P=0.002$），但是有更高的院外意外分娩趋势（3.8% *vs.* 1.5%；$P=0.28$）。两种用药方案的副作用在两项研究中基本一致；40% 的人感到疲劳或恶心，20% 的人发生呕吐、头晕或心悸。根据 1 项 RCT 研究、1 项队列研究和 1 项时间序列研究发现，与不使用杀胚药相比，使用杀胚药后主要并发症的发生率显著增高（*RR* 3.73；$P=0.002$）（证据级别：中等），在发生的时间顺序上无差异（证据级别：低）。使用杀胚药的妇女，呕吐更频繁（*RR* 5.05；$P=0.03$）（证据级别：低）。由于证据有限，其他的结果无法用分级方法进行评估。有研究显示，在前置胎盘的病例中，杀胚可能会阻断血液流向胎盘，减少出血的风险。

在中期妊娠手术流产之前进行杀胚不能减少手术时间，但

会增加副作用和并发症的发生(证据水平:低)。在充分考虑了医学和社会心理因素后,可以在中期妊娠手术流产前进行杀胚处理(弱推荐。证据水平:低)。需要更多的证据来确定在中期妊娠药物流产前杀胚能带来益处(证据级别:非常低)。

(三)流产方法选择

1. 妊娠 7 周前的人工流产　在早孕 7 周之内,药物流产或手术流产效果相当。随着孕周的增加,不仅手术流产并发症的风险增加,而且也增加了妇女的精神压力,所以不建议为排除异位妊娠或为了确定是否宫内妊娠而将手术流产的时间延迟至早孕 7 周以上。

早孕手术流产可使用电动负压吸引器或手动负压吸引器手术,两种方法成功率和并发症发生率相同。手术流产可以使用局部麻醉。如果术中没有吸出胎囊有两种可能:第一,需要排除继续怀孕(漏吸)。需要手术技术熟练、常规术前和术后阴道超声辅助、检查吸出组织以及流产后严密随访。第二是超声可见宫内囊区,但是没有看到卵黄囊,需要排除异位妊娠。如果在吸出组织中发现绒毛,则可以确认宫内妊娠。宫内妊娠成功流产后,血清 β-hCG 在 24 小时内会下降 50%。如果术中不能确诊为宫内妊娠,应连续监测患者血清 β-hCG。

指南建议:早孕手术流产(<7 周)应常规进行术前和术后超声检查,仔细检查吸出组织,当吸出组织中未发现绒毛时,需严密监测血清 β-hCG 变化(强烈建议。证据水平:低)。对于不能或拒绝连续监测血清 β-hCG 的女性应延迟手术时间直至确诊宫内妊娠(强烈建议。证据水平:非常低)。

2. 妊娠 7~14 周手术流产　早期妊娠手术流产是加拿大最常见和最安全的外科手术之一,严重并发症的发生风险低于 0.2%。严格无菌操作和预防性应用抗生素可降低感染风险。

早期妊娠手术流产时不需要常规进行静脉输液,大多数流产提供者推荐静脉输液。虽然大多数临床医师手术时冲洗宫颈,1 项临床指南也是这样推荐,但是很多研究不支持这样操作。失血量通常很小,甚至在抗凝治疗的女性中也是如此。没有证据表明在妊娠 12 周之前的手术流产,术前需要停止抗凝治疗。

在负压吸引管进入宫腔之前,应轻柔扩张宫颈;Pratt 或 Denniston 宫颈扩张器能有效扩张宫颈,与 Hegar 宫颈扩张器比较,对宫颈的损伤更小。根据孕周选取的相同毫米数或小 1mm 的吸管(例如,9mm 直径的吸管最高可用于 9^{+6} 周)。电动负压吸引和手动负压吸引都是安全和有效的,不建议使用锋利的刮匙。所有手术者均应在完成手术时立即检查吸出的组织,以确定妊娠组织。

不推荐常规宫颈准备,但是宫颈准备对于孕周较大的未产妇、子宫发育异常或宫颈狭窄的妇女有帮助。宫颈准备方法包括人工合成渗透性扩张棒、海藻棒、前列腺素制剂(PGE_1,PGE_2,PGF_{2a})、米非司酮和一氧化氮供体。使用药物软化宫颈需要签署知情同意书,以避免放弃流产继续妊娠可能带来的胚胎发育异常的风险。

早孕流产宫颈扩张药物:

(1)米索前列醇、吉美前列腺素、米非司酮、地诺前列酮、卡前列素和一氧化氮供体,可以改善宫颈扩张。米索前列醇可以显著减少手术时间,降低宫颈扩张难度,减少出血并降低不全流产的发生率,但恶心和 / 或腹痛等副作用明显增加。米索前列醇的有效性和副作用均随着剂量的增加而增加,米索前列醇 400μg 优于米索前列醇 200μg 或吉美前列腺素 1mg。舌下含服优于阴道上药,阴道上药优于口服,米索前列醇起效的最佳时间是:术前 3~4 小时阴道上药,术前 2~3 小时舌下含服。但是最近的一项 RCT 研究发现术前 1.5~4 小时,米索前列醇 400μg 口服、阴道和舌下给药有效性没有差异;但是副作用,如恶心和腹泻在舌下给药组更常见。

(2)关于其他方法的促宫颈成熟:术前 24~48 小时口服 200mg 米非司酮比术前 16~24 小时米索前列醇 600μg 口服或 800μg 阴道上药效果更好,并且副作用无差别。海藻棒优于术前 3~4 小时应用 PGF_{2a} 或吉美前列腺素 1mg;PGF_{2a} 可能导致手术前胎囊提前排出。一氧化氮供体不如前列腺素制剂,使用一氧化氮供体出血更多并且副作用更多。

指南建议：在早期妊娠手术流产之前，通常不需要进行宫颈准备（强烈推荐。证据水平：中等）。早期妊娠手术流产前，初产妇以及存在宫颈扩张困难因素的妇女应进行宫颈准备（弱推荐。证据水平：非常低）。

以下是推荐的宫颈准备方案（强烈建议。证据强度：高）：

a. 术前 3 小时米索前列醇 400μg 阴道上药。

b. 术前 2~3 小时米索前列醇 400μg 舌下含服。

c. 术前 6~24 小时宫颈放置海藻棒。

d. 术前 3~4 小时宫颈放置人工合成渗透性宫颈扩张棒。

e. 术前 24~48 小时口服米非司酮 200~400mg。

3. **中期妊娠手术流产**（≥14 周） 钳刮术要由训练有素的临床医师实施才能保证安全。包括宫颈预处理、宫颈扩张、负压吸引和钳刮手术几个步骤，建议进行常规的宫颈预处理，开放静脉通路，无菌操作并准备子宫收缩剂。应在手术结束前仔细检查钳刮出的子宫内容物。与早期妊娠手术流产相比，中期妊娠手术流产并发症更多，并且随着孕周的增加而增加。

指南建议：宫颈注射血管加压素可以减少中期妊娠手术流产中的失血量（证据水平：低）。可考虑使用加压素 4U 溶于 20ml 局麻药内用于颈部局部麻醉以减少手术中失血（强烈推荐。证据水平：低）

宫颈预处理：海藻棒／人工合成渗透性宫颈扩张棒通常用于中期妊娠手术流产。它们降低了宫颈裂伤的风险：对于妊娠 14~18 周，风险从 0.8% 降至 0.4%，对于妊娠 18~20 周，风险从 5% 降至 1.6%。

指南建议：与单独使用合成渗透性宫颈扩张棒相比，对于早期的中期妊娠手术流产（孕 14~17 周），在钳刮术前 3~4 小时颊黏膜／阴道使用米索前列醇 400μg，宫颈扩张程度低（证据水平：中等），但副作用增加（证据水平：中等）且手术的难度增加（证据等级：高）。可以单独使用海藻棒／合成渗透性宫颈扩张棒，或在手术前 3~4 小时使用米索前列醇 400μg 进行宫颈准备（强烈建议。证据水平：中等）。需要更多的研究来说明在早期的中期妊娠手术流产之前使用米非司酮是否有利于宫颈扩张（证据水平：

非常低)。不建议米非司酮用于宫颈准备(弱推荐。证据水平:非常低)。

对于晚期的中期妊娠手术流产(孕 17~24 周),在钳刮术前 3~4 小时颊黏膜使用米索前列醇 400μg 联合海藻棒与单独使用合成渗透性宫颈扩张棒相比:宫颈扩张程度显著提高,手术时间和严重手术并发症没有增加(证据水平:中等),但可能会增加疼痛、恶心、寒战和腹泻等副作用(证据水平:低)。

建议钳刮术前 3~4 小时使用米索前列醇 400μg 联合放置合成渗透性宫颈扩棒剂(强烈建议。证据水平:中等)。在钳刮术前夜使用米非司酮与合成渗透性宫颈扩张棒和 / 或术前 3~4 小时颊黏膜 / 舌下 / 阴道使用米索前列醇 400μg,有助于宫颈准备并缩短手术时间(证据水平:低)。对于晚期的中期妊娠手术流产,除合成渗透性宫颈扩张棒和 / 或术前 3~4 小时使用米索前列醇 400μg 之外,建议在手术前夜口服米非司酮 200mg(弱推荐。证据水平:低)。

4. 中期妊娠药物流产　中期妊娠药物流产是指使用药物促使胎儿排出。只有为满足社会心理需求或需要完整的胎儿用于诊断时,才会选择药物流产。药物流产通常在医院中进行,因为引产可能需要超过 24 小时。

指南建议:使用米索前列醇引产前 24~48 小时使用米非司酮(强烈建议。证据等级:高)。可减少胎儿排出时间而不会增加副作用(证据水平:高)。米非司酮具体的使用时间应根据流产提供者和本人的情况决定(弱推荐。证据水平:中等)。不建议在引产前使用机械扩张或渗透性扩张棒(强烈推荐。证据水平:低),不仅没有任何益处(证据水平:低),还可能增加疼痛和延长胎儿排出时间(证据水平:中等)。只有当其他促宫颈成熟的方法禁止使用时,才可考虑机械扩张(弱推荐。证据水平:低)。

世界卫生组织推荐的米索前列醇方案如下:

13~24 周:米索前列醇 400μg 阴道 / 舌下 / 颊黏膜,每 3 小时一次。

25~28 周:米索前列醇 200μg 阴道 / 舌下 / 颊黏膜,每 4 小

49

时一次。

5. 晚期的中期妊娠人工流产的其他注意事项

胎盘前置状态：在胎盘前置的情况下，手术流产失血相对较少，优于药物流产，没有出血症状的前置胎盘患者，可以在门诊放置海藻棒。建议手术中宫颈内注射血管加压素并尽快取出胎盘，以减少出血和子宫穿孔。

胎儿异常：如果没有杀胚，无法保证分娩时胎儿已经死亡；因此引产前应提供初步的解释和关心。为了帮助缓解悲伤，已采取许多措施来帮助这些妇女和她们的家庭。包括一些诸如胎儿的脚印、超声图片和识别身份的手镯等纪念品，无论女性选择手术流产还是药物流产，均可提供。

死产：在加拿大，死产是指胎儿排出时孕周超过 20 周或体重超过 500g。有些人认为"治疗性流产的登记和报告程序应与胎死宫内的程序分开"。在所有司法管辖区，任何死产都必须报告给出生统计部门，有死亡证明书记录，并妥善处理（火化或埋葬）。

（四）组织病理检查

指南建议：应在人工流产后立即对宫腔内容物进行常规初步检查（强烈推荐。证据水平：非常低）。当怀疑妊娠滋养细胞肿瘤或异位妊娠时，必须进行宫腔内容物的组织病理学检查（强烈推荐。证据水平：非常低）。

标准的流产组织检查：在手术后立即将吸出物置于含有少量水的玻璃容器中，或者，如果需要进一步分析（例如染色体），则使用生理盐水。也可以使用乙酸。通常使用背光进行检查，例如平放在工作台面上的 X 射线观察盒。蜕膜是透明的，浅色的或红褐色的，而包蜕膜是有出血区的不透明片状物。胎囊薄，透明，可能碎片化。绒毛膜绒毛是透明的叶状突起，看起来蓬松或羽毛状。当血液和凝块妨碍检查时，应冲洗组织，直到可以进行清晰观察。

在孕 7 周之前，确认完成流产需要肉眼看到胎囊和绒毛。妊娠 9 周可以看到胎囊、蜕膜、绒毛膜绒毛和小胎儿。在中期妊娠，必须肉眼看到包括颅骨、骨盆、脊柱、四肢和与孕龄相符的胎盘组织，以确认手术完成。

当流产组织检查与术前评估不一致时，必须排除宫内残留，应进行影像学检查或再次吸宫手术。如果可能，应在超声引导下再次进行负压吸引。在流产组织检查无法确定早期妊娠或不能确定妊娠部位时，应连续监测血清 β-hCG 来排除持续妊娠或异位妊娠。

水肿性绒毛与滋养细胞肿瘤或染色体非整倍体性疾病相关。在这些情况下，应将样本送去进行组织学分析，并安排适当的随访。持续出血或流产后 8 周未恢复月经的妇女也必须重新评估是否为持续妊娠或滋养细胞肿瘤。

（五）流产后注意事项

在手术流产之后，必须持续观察受术者，病情稳定后出院。应通过书面告知妇女以下信息，如术后哪些改变是正常的，如何自我护理和哪些情况是并发症的警告信号（表 2-2）。应向受术者提供紧急联络电话。

表 2-2　人工流产后出现并发症的预警信号

症状	不受镇痛药控制的严重疼痛
	流感样症状（无力/晕厥，恶心，呕吐，腹泻）
	持续的妊娠症状
	抑郁症状和自杀意念
体征	连续 2 小时每小时浸湿 2 个大片卫生巾
	用常用镇痛药不会减轻的严重疼痛
	直立症状：头晕，昏厥
	发热，体温超过 38℃持续超过 6 小时
	异常恶臭的阴道分泌物
	人工流产后 8 周没有月经

在人工流产之后，大多数女性在心理和生理上均感觉正常。尿妊娠试验阳性可持续至术后 60 天，因此不建议随访尿妊娠试验。怀孕症状一般在 24~48 小时内消退，子宫迅速复旧。出血模式不同，但出血量一般小于月经量。有些女性暂时没有出血，而在手术后 4~10 天出现出血和阵发腹痛，如果出血

及腹痛能自行缓解，则不提示发生并发症。大多数女性在术后 2~3 周出血停止。与阴道出血一样，腹痛也是变化的，这可能与子宫复旧有关。无论有或没有出血，腹痛都可能发生，通常使用非甾体抗炎药物缓解腹痛。常规处方阿片类药物是不合适的。

无论妊娠结局如何，有些女性都会出现心理问题，临床医师应该关注已患有精神疾病、产后抑郁症或经前焦虑障碍的女性短期的悲伤咨询对于由于胎儿异常而终止妊娠的妇女可能有帮助。

（六）术中并发症

1. 手术流产的并发症

（1）**流产失败**：流产失败发生率很低（0.15%）。如果流产失败后妊娠继续（受术者稳定且不出血），尝试再次手术前应使用米索前列醇、米非司酮或渗透性宫颈扩张棒进行宫颈预处理。

明显肥胖的妇女，采取髋关节屈曲，增加子宫牵引力，使用 Moore-Graves 阴道窥器，侧向牵开器，钢套管延长器和长的刮钳可能会有所帮助。当存在子宫异常如子宫前屈或后屈、宫颈管扭曲时，使用可变形吸管可能有用。也可用纤维宫腔镜帮助进入宫腔。有些流产失败可能需要考虑药物流产来终止妊娠。

（2）**出血**：流产时出血有不同的定义，如>250ml、>500ml、血流动力学不稳定或需要输血等。在美国，2011—2013 年期间，疾病预防控制中心报告了 6 例与出血有关的流产受术者死亡。其中 3 例与子宫穿孔/宫颈裂伤有关，2 例与宫缩乏力有关，1 例出血原因不明。

流产出血危险因素的分类：

1）中度风险：2 次及以上的剖宫产史，有剖宫产史的孕妇合并前置胎盘（状态），出血性疾病，有产后出血史（未输血），孕周超过 20 周，合并大肌瘤或肥胖。

2）高风险：可疑胎盘异常，需有产后出血史（输血）。

在确定出血原因时，"四 T"（宫缩，损伤，组织残留，凝血功能异常）仍适用。子宫收缩乏力在中期妊娠最常见。与手术操作有关的原因包括子宫穿孔、宫颈裂伤、宫内残留和宫缩乏力，以及其他较少见原因如胎盘异常、子宫动静脉畸形和 DIC。

每个医疗机构都应该制定流产后出血预案，配备复苏药物和门诊的转诊协议。宫颈局部部位出血可以采取压迫止血；如果是子宫出血，可直接双手压迫子宫，宫腔内填塞（导管）加强子宫收缩，减少出血。如果是宫内残留引起的活动性出血，应行负压吸引，负压不可太大，负压吸引后宫缩加强可压迫胎盘床减少出血。如果高度怀疑宫颈裂伤或子宫穿孔，首选动脉栓塞；如果没有条件，则需要进行腹腔镜检查或开腹手术，或及时安排转院。

（3）**子宫穿孔**：在 1 000 例手术流产的患者中，子宫穿孔的发生风险为 1~4 例，早期妊娠手术流产子宫穿孔常发生在扩张宫颈时，中期妊娠手术流产则常发生在钳夹妊娠组织时。子宫发育异常、子宫过度屈曲、宫颈管狭窄、宫颈准备不充分、清宫困难或时间延长和流产提供者经验不足等，将增加子宫穿孔的风险。对于晚期妊娠或子宫颈狭窄女性，与单独的机械扩张相比，宫颈准备降低了宫颈裂伤和穿孔的风险。两项回顾性分析显示，估计孕周过小、宫颈扩张不足以及未使用超声监视与子宫穿孔相关。

临床工作中，子宫穿孔经常不被认识，而没有得到及时处理。如果发生以下任何一种情况，应特别警惕（表 2-3）受术者在手术过程中突发疼痛。

1）器械进入宫腔没有"底"，进入宫腔过深，超过术前探宫腔时的测量深度。

2）吸出脂肪或肠管，或在粗略检查吸出物时发现脂肪或肠管。

3）出血量超出预期。

4）术后持续疼痛，特别是单侧疼痛或有反跳痛。

5）怀疑有可能出现侧向穿孔。

6）手术后生命体征不稳定。

7）钳刮术时感觉已经清空子宫，却未见胎儿。

表 2-3　疑似子宫穿孔的处理

立即停止手术:重新评估患者。如果生命体征不稳定,应开始使用静脉输液。用超声波或腹腔镜进行评估。如有必要,准备转院。	
如果发生子宫穿孔而流产手术没有完成	尽快在腹腔镜引导下完成流产手术,可以评估内脏损伤,评估肠道完整性,确保内部出血得到控制
如果发生子宫穿孔而流产手术还没有开始,患者病情稳定,无出血或损伤迹象	超声波或腹腔镜引导完成流产手术,立即或 1~2 周后手术,以允许子宫愈合
如果在手术完成时,怀疑有子宫穿孔	评估患者: 如果生命体征平稳,没有内脏损伤迹象,出血不多(<200ml):密切观察。 可考虑使用子宫收缩剂和抗生素。 术后 2~4 小时,患者病情稳定:患者可出院,制订严密随访计划,告知患者出现可疑症状,应去急诊就诊
如果在宫颈口处见肠管或网膜,或肠管和网膜被吸入宫腔	将组织留在原位以利于识别和修复肠管和子宫。这些患者必须通过腹腔镜或开腹手术进行评估,并且需要手术咨询
如果怀疑有子宫侧穿孔	由于有腹膜后出血的风险,应进行经阴道超声和 / 或腹腔镜评估

　　(4) 宫颈裂伤:在中期妊娠手术流产中,宫颈裂伤的发生率约 2%,并且是一种潜在的严重并发症。孕周的增加,宫颈手术史(例如,锥切术后)和宫颈 / 子宫异常,会增加宫颈裂伤的风险。宫颈准备可降低宫颈裂伤的风险,特别是在孕 18 周以上。手术流产时,宫颈钳造成宫颈表面撕裂出血和注射局部麻醉剂的针孔出血是正常和可观察的。顽固的钳夹部位或注射部位的出血可通过压迫止血,或使用海绵棒或卵圆钳加压止血。 如果裂伤活动出血或裂伤较大(>1cm),应使用可吸收线进行缝合。

　　宫颈外部裂伤多数容易处理,而内部裂伤更严重,因为它们会导致严重出血。可见的裂伤尽可能经阴道修补;较高部位的宫颈裂伤可能需要急诊动脉栓塞或腹腔镜检查。

(5)**二次手术**:对 36 项研究的系统评价报告显示,≤3.0% 的手术流产需要立即重复吸引或延迟二次手术。需要进行二次手术的情况有持续妊娠、宫内残留、出血和宫腔积血。

宫腔积血是血液在宫腔内积聚无法排出的结果。表现为持续加重的盆腔疼痛(一些女性表现为肛门坠胀感或直肠疼痛),无阴道流血或仅有少量阴道出血,有时还伴有血流动力学改变。宫腔积血可能在流产后立即发生或在 2~3 天后发生,其发生率在手术流产中为 2/1 000,并且可以通过二次手术来治疗。

(6)**DIC**:DIC 是凝血和纤溶系统激活的结果,DIC 导致出血、终末器官缺血 / 坏死、低血压和微血管病性溶血。DIC 罕见,在中期妊娠流产中发生率约为 0.2%。危险因素包括孕周大、胎死宫内(特别是死亡时间较长)、胎盘早剥、胎盘附着异常、羊水栓塞和输血。羊水栓塞很少见,但经常是致命的,其发生率为 1/80 000~1/8 000。

DIC 经常在术后几个小时内出现症状:一项关于 24 名特发性 DIC 女性的病例分析显示,出现 DIC 临床表现的平均时间是钳刮术后 153 分钟。出现下列情况临床医师应考虑 DIC 的可能:尽管给予恰当的处理仍有持续的渗血、盆腔血液不凝固,与手术前相比血红蛋白明显下降。处理包括:住院治疗,补充血容量,补充凝血因子,通常是新鲜冷冻血浆,以及潜在的病因治疗。只有在出现明显的血小板减少时才输注血小板。输注重组Ⅶ因子是否有益需要权衡缺乏Ⅶ因子的证据,以免提高血栓形成风险和治疗成本。

(7)**其他**

1)**惊厥**:如果在手术流产期间发生惊厥,应停止手术。初步治疗包括维持患者的气道通畅,监测生命体征,给予静脉输液和吸氧。大多数惊厥会自行缓解。惊厥持续时间超过 5 分钟或惊厥重复发作的治疗方案包括单次肌内注射咪达唑仑 10mg(如果无静脉通路),静脉注射咪达唑仑 2~5mg 或静脉注射地西泮 0.15~0.2mg/(kg·次),最高剂量为 10mg/ 次,并且可以重复使用一次。如果流产手术在门诊进行,则应转送到最近的医院住院治疗。

2）**哮喘急性发作**：大约8%的人工流产的女性报告目前正使用治疗哮喘的药物。哮喘控制良好的女性可以接受常规手术流产，但应建议在手术当天使用哮喘药物并携带吸入器。如果女性的哮喘症状需要持续使用类固醇激素治疗，或者当前有急性症状，频繁发作或最近需要治疗的发作，应该考虑延迟手术。如果发生哮喘恶化（主要与非甾体抗炎药敏感性有关），则必须在有监测设施的环境内观察和吸氧，保持氧饱和度至少为90%。治疗没有反应，考虑口服皮质类固醇激素，并转到最近的医院治疗。

3）**血管迷走性晕厥**：紧张，疼痛，静脉穿刺，宫旁阻滞麻醉或宫颈扩张可引起血管迷走神经兴奋。妇女可能会出现低血压，少数出现心动过缓。此时妇女应保持仰卧，双腿抬高。所有器械都应从阴道和子宫颈中取出。大多数患者，症状可自行缓解不需处理，对于持续时间长或严重的迷走神经反应，除了补充水、止吐药和气道支持外，还应考虑使用阿托品0.5mg静脉注射。

2. 中期妊娠药物流产的并发症

（1）子宫破裂：子宫破裂罕见。在瘢痕子宫、无瘢痕子宫、不同的引产方法（使用尿素/$PGF_{2\alpha}$，催产素，米索前列醇和米非司酮配伍米索前列醇）均有子宫破裂的报道。

一篇关于使用米索前列醇引产发生子宫破裂的综述显示子宫破裂的发生率：有1次子宫下段剖宫产史的为0.4%（461中有2个），有2次子宫下段剖宫产史的为0%（0/46），前次为古典剖宫产的为50%（1/2）。另一篇综述显示有剖宫产史的女性子宫破裂的发生率为0.28%（2/722），没有剖宫产史的女性，子宫破裂发生率为0.04%（1/2 834）。在一项前瞻性研究中和一些回顾性研究和病例分析中，一些研究观察到子宫破裂发生于瘢痕子宫，而其他研究则没有观察到这种情况。子宫破裂可以发生在任何孕周，与任何剂量的米索前列醇有关，在某些情况下，与催产素应用相关。

指南建议：对有一次子宫下段剖宫产史的孕妇使用米索前列醇进行中期妊娠药物流产是安全的。其在有2次或更多次剖宫产史或既往有古典剖宫产史的妇女中使用还没有足够的证据（弱推荐。证据水平：非常低）。

（2）**危重出血**：在接受药物流产的女性中，需要输血的危重出血发生率 0.7%~3.0%。最近的一项研究报告称，2008 年和 2010 年输血率较高，为 6%，2014 年为 4%。妊娠物残留是最常见的原因。中期妊娠药物流产与手术流产的比较研究结论不同，有结果认为手术流产时严重出血较少，有结果显示米非司酮配伍米索前列醇联合应用可减少出血。有些结果则没有差异。

（七）晚期并发症

1. **感染** 据报道，在早中期妊娠药物流产后需要使用抗生素的感染发生率分别为 0.01%~2.44%。由于前列腺素会导致发热，使中期妊娠药物流产的感染判断困难。一些研究显示，中期妊娠手术流产和药物流产的感染率差异没有统计学意义，而其他研究则发现中期妊娠药物流产的感染率更高。感染的典型症状在术后几天内开始，包括发热（≥38℃）、寒战、进行性加重的盆腔疼痛，以及阴道恶臭分泌物或出血时间延长。体征还包括子宫压痛和可能的白细胞计数升高。治疗方法包括广谱抗生素和退热药，如果发生严重感染，则需住院，给予静脉注射抗生素治疗，并及时清除妊娠残留物以消除感染灶。没有证据表明在药物流产或手术流产后避免性交会减少流产后感染。

2. **宫内残留** 宫内残留的症状通常包括阴道出血、腹痛和感染。不建议在人工流产之后进行常规超声检查以排除宫内残留。治疗方法包括负压手术吸引或米索前列醇药物治疗。对于早期妊娠流产，训练有素的术者发生宫内残留的概率很低（0.7%~4%）。建议在手术流产之后立即检查吸出的妊娠组织，如果不完整，则应再行影像学检查和再次负压吸引。中期妊娠药物流产后宫内残留比手术流产更常见。钳刮术宫内残留发生率为 0.3%，在米非司酮-米索前列醇药物流产中的发生率为 7%。钳刮术的失败率为 0.2%，米非司酮-米索前列醇药物流产在 24 小时内的失败率为 3%，36 小时内为 1%。专家建议，对于中期妊娠的药物流产，如果妇女情况稳定，胎儿娩出后允许等待 4 小时以期胎盘自然娩出。如果出血严重或胎盘不能自然排出，可以使用大吸管（14~16mm）进行负压吸引。如果胎盘嵌顿位于子宫颈，可尝试用卵圆钳取出。必须立即检查胎盘。

3. 流产失败和继续妊娠　手术流产失败风险为 0.1%。妊娠 6 周前手术流产，其失败的风险增加。通常，术中立即检查吸出组织可以马上确认流产失败。如果发生手术失败而继续妊娠，妇女可能表现为流产后 4~8 周没有恢复月经，并主诉有与妊娠有关的症状和体征。应清宫手术终止妊娠。

指南建议：如果妇女在人工流产后 8 周内未来月经和 / 或主诉仍有怀孕的症状和体征，应怀疑是否是再次妊娠或流产失败而继续妊娠，若为手术失败应再次手术（强烈建议。证据水平：非常低）。

（八）随访

不要求人工流产后常规随访。一项系统回顾研究认为，当检查流产组织确认完全流产，并且已经落实避孕措施后，手术流产后不必常规随访。所有女性均应被告知出现哪些症状和体征时应该到医院就诊，并且应向那些希望得到随访的妇女提供预约。

（九）未来的生育结局

大量证据证明人工流产不影响将来的妊娠结局（证据水平：低）。人工流产中锋利的刮宫术似乎与宫腔粘连、自然流产、前置胎盘、生育能力低下相关（证据水平：低）。不建议采用锐利器械刮宫来代替负压吸引术（强烈建议。证据水平：低），在人工流产中也不应常规锐利器械刮宫术（弱推荐。证据水平：低）。

1. 阿施曼综合征　Asherman 综合征（宫腔粘连）是一种少见的并发症，与子宫内膜的直接和 / 或间接创伤有关，并且可能在分娩、自然流产或手术流产后发生。建议轻柔手术操作，使用负压吸引术（手动负压吸引或电动负压吸引），并限制使用锐器刮宫。与手术流产或阴道分娩相比，剖宫产后宫内残留引起宫腔粘连的可能性更大；产后刮宫可能导致最严重的粘连。粘连的处理（宫腔镜手术）在修复生育能力方面有一定的成功率。

2. 生育能力低下　关于随后生育能力受损风险的研究仅限于小型队列研究、病例对照研究和病例报告，其中许多手术技术已过时。没有证据表明手术流产与随后的生育能力低下存在关联，由于研究存在突出的方法学问题，因此提出应进行高质量的大型前瞻性队列研究。但是有两种情况对今后生育力影响比较明确:中期妊娠手术流产并发胎儿骨质残留和手术流产并发宫腔粘连。

3. **异位妊娠** 大多数具有适当对照组和控制了混杂因素的大型病例对照研究发现,1 次或多次手术流产与异位妊娠风险增加之间没有关联。一些研究中观察到手术流产与随后的异位妊娠显著相关,但是这些研究中,有的病例数少,有的未能控制重要危险因素或对照组选择不当,有的统计数据来自流产非法的国家,且被感染或宫内残留干扰,结果的可信度不高。

4. **自然流产** 大多数具有适当对照组和控制了混杂因素的大型病例对照或回顾性队列研究证实,1 次或更多次的手术流产与随后妊娠中发生自然流产的风险无关。然而,一项大型队列研究显示:无论流产方法如何,当孕妇在早期妊娠人工流产后 3 个月内再次妊娠时,流产风险增加($OR\ 4.06$;$95\%CI$:$1.98\sim8.31$)。有文献已经描述了扩张宫颈和刮匙刮宫与流产之间的关联。

5. **前置胎盘** 大多数具有恰当的对照组并控制了混杂因素的大型病例对照或回顾性队列研究,证实 1 次或多次手术流产与随后的胎盘附着异常之间没有关联,尤其是前置胎盘。在药物流产的女性中报道了类似的发现。

6. **早产** 两个荟萃分析和几项大型病例对照或有多种对照组和控制了一些混杂因素的回顾性队列研究发现 1 次或多次手术流产和后续早产的风险增加之间存在关联。早产风险随着先前手术流产的次数而增加。 然而,一些队列研究中有足够的对照组并控制了重要的混杂因素,以及一些有各种方法缺陷的小型研究,未显示 1 次或多次的手术流产与再次妊娠早产风险之间存在关联。许多研究没有区分自然和医源性早产,这可能使结果混淆。

7. **低出生体重** 大多数精心设计的病例对照或回顾性队列研究显示 1 次或多次手术流产与随后的低出生体重风险之间无关联。但是,一项 2009 年荟萃分析发现人工流产后发生低出生体重的风险略有增加($OR\ 1.35$;$95\%CI$:$1.20\sim1.52$),但小于胎龄儿的风险没有增加。随着人工流产次数的增加,低出生体重的风险增加。一篇综述发现早期妊娠负压吸引术没有显著增加后续妊娠低出生体重的风险,但确实发现中期妊娠手术流产增加了低出生体重的发生风险。此外,有3项研究观察到人工流产与随后的低出生体重儿之间存在显著关联,但是这些研究没有区分药物流产与手术流产,没有选择对照组也不恰当,有的未能控制重要的危险因素。

（十）流产后避孕

手术流产后8~10天就有可能排卵,平均排卵时间在术后21和29天之间。超过80%的女性在人工流产后的1个月内排卵,雌激素和孕酮水平在1周内恢复到接近正常水平。因此,如果需要避孕,应立即开始。中等质量的证据表明,流产当天立即落实避孕可以减少再次流产和流产后12~24个月的分娩,高效避孕方法的使用有帮助。

1. 宫内避孕 在没有禁忌证或者人工流产并发症的情况下,手术流产后可以立即放置左炔诺孕酮宫内节育系统或含铜IUD。中等水平的证据表明手术流产后立即放置宫内节育器是安全的,不会增加穿孔、感染和终止使用的风险。与延迟放置相比,立即放置的脱落率可能更高,但并非所有研究都发现这种显著差异。

2. 激素避孕 在没有禁忌证的情况下,人工流产后可以立即开始激素避孕。

（1）复方激素避孕（CHC）:CHC[复方短效口服避孕药(COC),避孕贴剂和阴道避孕环]可在早期妊娠手术流产后立即开始使用。同样有证据表明,CHC也许可以在中期妊娠人工流产完成后开始使用。与延迟使用COC或采取其他非激素避孕方法相比,手术流产后立即使用COC与阴道出血增加、药物副作用或凝血指标的临床显著变化无关。有限证据表明早期妊娠人工流产后立即使用阴道避孕环不会增加3个月内感染或其他不良事件。一项立即使用避孕贴片的RCT研究发现其对流产后出血没有不良影响,6个月内持续使用率没有改善。

如果立即启动CHC,则不需要备用其他避孕方法。如果

CHC没有立即开始,应该使用备用避孕方法或禁欲,直到开始使用CHC并且已经使用的7天及以上。

（2）**仅含孕激素的避孕药**:只有孕激素的药丸（POP）和醋酸甲地孕酮（DMPA）可以在人工流产后立即开始。与选择COC的女性相比,选择DMPA的女性12~24个月内的重复妊娠率较低。如果没有立即开始,请采取其他避孕措施或禁欲,直到POP使用48小时后或醋酸甲地孕酮使用7天后。

3. **其他可逆避孕方法**　一旦恢复性交,可以使用避孕套和杀精子剂。手术流产后不是使用宫颈帽和阴道隔膜的最佳时机;建议在中期妊娠人工流产后6周内不要使用宫颈帽和阴道隔膜避孕。在月经周期恢复之前,不应使用自然避孕法避孕。对于使用避孕方法失败,依赖低效避孕方法或难以坚持避孕的妇女,应该劝告使用紧急避孕药。提前预备紧急避孕药是安全的,增加使用紧急避孕药的可能性,并且应该考虑到所有流产后妇女。

4. **永久避孕**　腹腔镜下输卵管结扎术可在早期和中期妊娠手术流产时安全地实施。与延迟手术相比,立即输卵管结扎的女性再次妊娠的风险较低。

二、2018年SOGC临床指南更新要点

本指南是SOGC针对人工流产首次发布指南,无既往指南可比较。

2018年SOGC《人工流产:手术流产和中期妊娠药物流产》与2017年中华医学会计划生育学分会《临床诊疗指南与技术操作规范——计划生育分册》相比较不同点如下:

1. 流产方法选择不同　我国妊娠10周内终止妊娠行人工流产负压吸引术,孕10~14周终止妊娠可行钳刮术,孕10~16周终止妊娠可行米非司酮配伍米索前列醇药物流产,孕14~26周终止妊娠可行依沙吖啶羊膜腔内注射引产。

2. 中国指南对高危计划生育手术的规定则更加详细,更适合中国国情。高危手术前需向本人及家属说明高危因素、手术难度,在二级以上有急救抢救条件的医院,安排充足时间由有经验的医师承担,术后严密观察,落实高效避孕方式,做好随访。

有下列高危因素者属于高危计划生育手术,包括:①内外科

等疾患，尤其合并功能异常。②代谢异常，严重过敏体质。③生殖道畸形或子宫极度倾屈，宫颈发育不良。④疾病或手术导致严重粘连影响子宫的活动度、宫颈的暴露。⑤严重骨盆畸形或下肢活动受限。⑥合并盆腔肿瘤、子宫肌瘤或子宫腺肌病导致宫腔变形。⑦瘢痕子宫，例：子宫损伤史，壁间或黏膜下肌瘤剔除史，宫颈手术及治疗史，剖宫产史，输卵管间质部妊娠切除史等。⑧年龄<20 岁。⑨人工流产病例年龄>40 岁。⑩阴道分娩后 3 个月或剖宫产术后 6 个月内。⑪产后哺乳期。⑫多次人工流产史。⑬或既往人工流产术时术后伴有并发症史。⑭或宫腔镜手术史，尤其是多次宫腔镜操作史。⑮带器妊娠。⑯宫内节育器异位、断裂、残留等。⑰手术失败史。⑱长期服用类固醇激素。⑲异常妊娠例如稽留流产、不全流产，胚胎着床异常（宫角妊娠、宫颈妊娠、子宫下部妊娠、剖宫产瘢痕部位妊娠等）或既往伴有产科胎盘附着异常和并发症史，可疑滋养叶细胞疾病。

3. 对于宫颈预处理的方法　中国指南未提及使用米非司酮作为早中孕期人工流产手术前宫颈准备。对于米索前列醇药物使用禁忌且无法获得渗透性扩张棒的妇女，可以用宫腔球囊置入法扩张宫颈。

4. 随访　中国指南建议流产后 2~4 周要随访。SOGC 指南提出人工流产不要求常规随访，应向胎儿异常而人工流产的妇女提供随访预约。

2018 年 SOGC《人工流产：手术流产和中期妊娠药物流产》与 2017 年 FIGO 关于米索前列醇使用建议比较不同点如下：

对于人工流产前宫颈准备，SOGC 指南不常规推荐早期妊娠宫颈准备，仅推荐对于孕周较大的未产妇、子宫发育异常或宫颈狭窄的妇女进行宫颈准备。FIGO（International Federation of Gynecology and Obstetrics）2017 年米索前列醇使用建议中指出：<孕 13 周拟接受人工流产术的女性，推荐术前 1 小时舌下含服 400μg 米索前列醇或术前 3 小时阴道内放置 400μg 米索前列醇；孕 13~19 周者，推荐术前 3~4 小时阴道内放置 400μg 米索前列醇；>孕 19 周者，需联合其他药物做宫颈预处理。

2018 年 SOGC《人工流产：手术流产和中期妊娠药物流产》

与 2014 年 WHO《临床实践手册 - 安全流产》关于不同孕周流产方式的选择比较如下：

2014 年 WHO《临床实践手册 - 安全流产》对于不用孕周手术流产与药物流产选择的优劣的比较见表 2-4、表 2-5。

表 2-4　孕周≤12~14 周　药物流产与负压吸引的比较

药物流产	负压吸引
概述	
1. 模拟自然流产的过程,避免手术 2. 可以在家中进行(<9 周) 3. 需要一定时间,流产时间可能无法预测 4. 出血、下腹痛,不良反应(恶心,呕吐) 5. 可能需要比负压吸引更多的门诊就诊	1. 快速,通过评估吸出的妊娠组织轻松证实完全流产 2. 在医疗机构中进行,可同时放 IUD 或绝育 3. 由医疗机构和流产提供者控制时间 4. 需要宫腔手术的设备 5. 子宫或宫颈损伤的风险小
首选情况	
严重肥胖的女性、子宫畸形或肌瘤、宫颈手术史、不愿手术	有药物流产的禁忌、希望在特定时间流产
禁忌证	
对药物流产的药物过敏、遗传性卟啉症、慢性肾上腺衰竭 异位妊娠(米索前列醇和米非司酮都不治疗异位妊娠)	没有已知的绝对禁忌证
需要慎重和临床判断的情况	
长期皮质类固醇治疗(包括严重不受控制的哮喘患者) 出血性疾病、严重贫血、已有的心脏病或心血管疾病危险因素 带器妊娠(在开始治疗前取出宫内节育器)	带器妊娠 (在手术开始时取出宫内节育器)

表 2-5　孕周>12~14 周 药物流产与负压吸引的比较

药物流产	钳刮术(D&E)
概述	
1. 模拟自然流产过程,避免手术 2. 在医疗机构进行,需住院,直到流产完成为止 3. 需要一定时间,分娩时间可能无法预测 4. 出血、下腹痛,不良反应(恶心,呕吐) 5. 有瘢痕子宫的妇女在妊娠12~24 周之间药物流产,发生子宫破裂的风险非常低(0.28%)	1. 快速,通过评估吸出的妊娠组织轻松验证完全流产 2. 在医疗机构中进行,需住院,直到流产完成为止 3. 由医疗机构和流产提供者控制流产时间 4. 绝育或放置宫内节育器(IUD)可与手术同时进行 5. 手术前需要作宫颈准备,需要宫腔手术的设备 6. 子宫或宫颈损伤的风险小
首选情况	
严重肥胖、子宫畸形或肌瘤、宫颈手术史及不愿手术 没有训练有素的医师来实施钳刮术	有药物流产的禁忌证或希望在特定时间流产
禁忌证	
对药物流产的药物过敏、遗传性卟啉症、慢性肾上腺衰竭 异位妊娠(米索前列醇和米非司酮都不治疗异位妊娠)	没有已知的绝对禁忌证
需要慎重和临床判断	
长期皮质类固醇治疗(包括严重不受控制的哮喘者) 出血性疾病、严重贫血 已有的心脏病或心血管疾病危险因素 带器妊娠(在开始治疗前取出宫内节育器)	带器妊娠(在手术开始时取出宫内节育器)

三、2018 年 SOGC《人工流产：手术流产和中期妊娠药物流产》指南解读

（一）围术期处理

1. 在人工流产之前应进行术前评估，以鉴定出与并发症风险升高相关的躯体和精神疾病，并因此住院进行手术（强烈建议。证据水平：非常低）。

2. 医师应该给妇女一个围绕她们做出的人工流产决定进行讨论的机会，并在必要时提供咨询（强烈建议。证据水平：低）。

3. 应在人工流产前进行超声检查，以确定孕龄并帮助确定手术方案（强烈建议。证据等级：低）。

4. 当可疑有前置胎盘和子宫有瘢痕时，建议在中期妊娠流产前超声定位胎盘位置（强烈建议。证据水平：非常低）

5. 怀疑胎盘植入时建议进行专家会诊，尤其是对于有瘢痕子宫的妇女（强烈建议。证据水平：非常低）。

6. 所有接受手术流产的妇女都应接受术前抗生素治疗（强烈推荐。证据水平：高）。

7. 对于有感染性传播疾病风险以及已经被怀疑患性传播疾病的妇女，应在流产前进行筛查。如果筛查结果是阳性，除了接受常规的术前抗生素治疗外，还应接受基于证据的治疗（强烈推荐。证据等级：非常低）。

8. 应在流产前向妇女提供避孕咨询，并提供可选择的避孕方法（强烈建议。证据水平：低）。

9. 接受早期妊娠手术流产且无禁忌证的妇女应收到非甾体抗炎药（强烈推荐。证据水平：高）。

10. 有条件时，应在中度镇静和宫颈旁阻滞麻醉下行早期或中期妊娠流产手术（强烈建议。证据水平：高）。

11. 在讨论医学和心理因素之后，可以在中期妊娠手术流产之前进行杀胚（弱推荐。证据水平：低）。

12. 在讨论医学和心理因素之后，可以在中期妊娠药物流产之前进行杀胚（弱推荐。证据水平：非常低）。

（二）方法选择与技术

1. 早期妊娠手术流产（<7 周）应进行常规术前和术后超声检查，术后直接检查胎囊，若吸出物中没有确定的胎囊，需要随访监测血 β-hCG（强烈建议。证据强度：低）。

2. 对于手术流产后不能或拒绝连续监测血 β-hCG 的妇女，流产手术应该推迟，直到确认宫内孕（强烈建议。证据水平：非常低）。

3. 在早期妊娠手术流产之前，通常不需要常规进行宫颈准备（强烈推荐。证据水平：中等）。

4. 对于预计宫颈扩张困难的妇女和未生育过的妇女，可以考虑进行宫颈准备（弱推荐。证据水平：非常低）。

5. 以下是推荐的宫颈准备的方案（强烈推荐；证据水平：高）

　a. 术前 3 小时阴道上米索前列醇 400μg。

　b. 术前 2~3 小时舌下含服米索前列醇 400μg。

　c. 术前 6~24 小时宫颈放置海藻棒。

　d. 术前 3~4 小时宫颈放置合成渗透宫颈扩张棒。

　e. 术前 24~48 小时口服米非司酮 200~400mg。

6. 中期妊娠手术流产时，将 4U 的血管加压素加入到 20ml 麻醉药内进行宫颈旁阻滞麻醉可以用来减少术中出血（强烈推荐。证据水平：低）。

7. 对于有 1 次子宫下段剖宫产史的中期妊娠，米索前列醇药物流产是安全的。对于有 2 次及 2 次以上子宫下段剖宫产或古典式剖宫产史的中期妊娠，使用米索前列醇药物流产的证据不足（弱推荐。证据水平：非常低）。

8. 对于早期的中期妊娠手术流产，可以单独使用海藻棒／合成渗透性宫颈扩张棒或在手术前 3~4 小时使用米索前列醇 400μg 进行宫颈准备（强烈推荐。证据水平：中等）。

9. 对于早期的中期妊娠手术流产，不建议将米非司酮用于宫颈准备（弱推荐。证据水平：非常低）。

10. 对于晚期的中期妊娠手术流产，推荐使用合成渗透性宫颈扩张棒联合术前 3~4 小时使用米索前列醇 400μg 进行宫颈准备,但是与一些不良反应有关(强烈建议。证据水平:中等)。

11. 对于晚期的中期妊娠手术流产,推荐提前 1 天口服米非司酮 200mg,再加上合成渗透性宫颈扩张棒和 / 或术前 3~4 小时使用米索前列醇 400μg 进行宫颈准备(弱推荐。证据水平:低)。

12. 对于中期妊娠的药物流产,建议在米索前列醇引产前 24~48 小时使用米非司酮(强烈推荐。证据水平:高)。米非司酮的具体时间应基于流产提供者和受术者的偏好而定(弱推荐。证据水平:中等)。

（三）流产后处理

1. 对于中期妊娠药物流产,不建议在引产前使用机械扩张或渗透性扩张棒(强烈推荐。证据水平:低)。当必须避免使用其他宫颈准备方法时,才可考虑机械扩张(弱推荐。证据水平:低)。

2. 对于中期妊娠药物流产,没有足够的证据建议在引产前使用一氧化氮供体或米索前列醇进行宫颈准备(弱推荐。证据水平:低)。

3. 如果存在前置胎盘,建议采用宫颈内注射血管加压素,超声引导和快速取出胎盘的措施。建议在出血严重的情况下进行专家后备(强烈建议。证据等级:非常低)。

4. 应在人工流产后立即对子宫内容物进行常规检查(强烈推荐。证据水平:非常低)。

5. 当怀疑妊娠滋养细胞肿瘤或异位妊娠时,必须对宫腔清出物进行组织病理学检查(强烈推荐。证据水平:非常低)。

6. 每一个进行流产手术的医疗机构都应该有书面的应急预案(强烈推荐。证据等级:非常低)。

7. 每一个进行流产手术的医疗机构都应该定期进行应急训练(强烈推荐。证据等级:非常低)。

8. 如果妇女在人工流产后 8 周没有恢复月经,或主诉有持续的怀孕症状或体征,应怀疑是再次妊娠或流产失败持续妊娠,并提供再次手术(强烈建议。证据水平:非常低)。

9. 不建议用锋利的刮宫术代替负压吸引术(强烈推荐。证据水平：低)，也不应在人工流产时进行常规的锋利的刮宫术(弱推荐。证据水平：低)。

10. 流产后应尽快落实避孕措施(强烈推荐。证据等级：高)。

11. 应该对从胎儿诊断机构转诊流产的妇女进行随访，以评估从流产中获得任何额外信息并提供支持(强烈推荐。证据等级：低)。

评价与展望

2018 年 SOGC《人工流产：手术流产和中期妊娠药物流产》指南针对孕 24 周前手术流产做了详细的描述，虽然我国中孕期极少进行手术流产，但其中手术前宫颈扩张预处理的方法值得借鉴，有助于结合我国实际进一步改进国内诊疗操作。

参考文献

1. 中华医学会计划生育学分会. 临床诊疗指南与技术操作规范——计划生育分册. 北京：人民卫生出版社，2017.

2. 2019 ACOG Practice Bulletin No. 205：Vaginal Birth After Cesarean Delivery. Obstet Gynecol，2019，133(2)：110-127.

3. 2017 FIGO's updated recommendations for misoprostol used alone in gynecology and obstetrics.Int J Gynecol Obstet，2017：1-4.

4. Costescu D，Guilbert E，Bernardin J，et al. Medical abortion. J Obstet Gynaecol Can，2016，38：366-389.

5. Guiahi M，Schiller G，Sheeder J，et al. Safety of first-trimester uterine evacuation in the outpatient setting for women with common chronic conditions. Contraception 2015；92：453-457.

6. WHO.Medical management of abortion，2018.

7. Jatlaoui TC，Ewing A，Mandel MG，et al. Abortion surveillance-United States，2013. MMWR Surveill Summ，2016，65：1-44.

8. Goldberg AB，Fortin JA，Drey EA，et al. Cervical preparation before

dilation and evacuation using adjunctive misoprostol or mifepristone compared with overnight osmotic dilators alone: a randomized controlled trial. Obstet Gynecol, 2015, 126: 599-609.

9. Boraas CM, Achilles SL, Cremer ML, et al. Synthetic osmotic dilators with adjunctive misoprostol for same-day dilation and evacuation: a randomized controlled trial. Contraception, 2016, 94: 467-472.

10. Andersson IM, Benson L, Christensson K, et al. Paracervical block as pain treatment during second-trimester medical termination of pregnancy: an RCT with bupivacaine versus sodium chloride. Hum Reprod, 2016, 31: 67-74.

11. White KO, Nucatola DL, Westhoff C. Intra-fetal compared with intra-amniotic digoxin before dilation and evacuation: a randomized controlled trial. Obstet Gynecol, 2016, 128: 1071-1076.

12. Canadian Institute for Health Information. Induced abortion quick stats, 2013. Ottawa: Canadian Institute for Health Information; 2015.

13. Upadhyay UD, Desai S, Zlidar V, et al. Incidence of emergency department visits and complications after abortion. Obstet Gynecol, 2015, 125: 175-183.

14. Zane S, Creanga AA, Berg CJ, et al. Abortion-related mortality in the United States: 1998-2010. Obstet Gynecol, 2015, 126: 258-265.

15. Creanga AA, Syverson C, Seed K, et al. Pregnancy-related mortality in the United States, 2011-2013. Obstet Gynecol, 2017, 130: 366-373.

16. Royal College of Obstetricians and Gynaecologists. Best practice in comprehensive abortion care. Guideline paper #2. Royal College of Obstetricians and Gynaecologists; 2015.

17. Allen RH, Goldberg AB. Cervical dilation before first-trimester surgical abortion (<14 weeks' gestation). Contraception, 2016, 93: 277-291.

18. FIGO. International Federation of Gynecology and Obstetrics (FIGO) Consensus statement on uterine evacuation: uterine evacuation: use of vacuum aspiration or medications, not sharp curettage. 2011.

19. Webber K, Grivell RM. Cervical ripening before first trimester surgical evacuation for non-viable pregnancy. Cochrane Database Syst Rev, 2015, 11: CD009954.

20. Promsonthi P, Preechapornprasert A, Chanrachakul B. Nitric oxide

donors for cervical ripening in first-trimester surgical abortion. Cochrane Database Syst Rev,2015,2：CD007444.

21. Ganer Herman H,Kerner R,Gluck O,et al. Different routes of misoprostol for cervical priming in first trimester surgical abortions：a randomized blind trial. Arch Gynecol Obstet,2017,295：943-950.

22. Weeks A,Fiala C. Misoprostol.org：Safe usage guide for obstetrics and gynaecology. 2017.

23. Joseph KS,Basso M,Davies C,et al. Rationale and recommendations for improving definitions,registration requirements and procedures related to fetal death and stillbirth. BJOG,2017,124：1153-1157.

24. Taylor D,Upadhyay UD,Fjerstad M,et al. Standardizing the classification of abortion incidents：the Procedural Abortion Incident Reporting and Surveillance(PAIRS)Framework. Contraception,2017, 96：1-13.

25. White K,Carroll E,Grossman D. Complications from first-trimester aspiration abortion：a systematic review of the literature. Contraception, 2015,92：422-438.

26. Glauser T,Shinnar S,Gloss D,et al. Evidence-based guideline： treatment of convulsive status epilepticus in children and adults：report of the Guideline Committee of the American Epilepsy Society. Epilepsy Curr,2016,16：48-61.

27. Constant D,Harries J,Malaba T,et al. Clinical outcomes and women's experiences before and after the introduction of mifepristone into second-trimester medical abortion services in South Africa. PLoS ONE,2016, 11：e0161843.

28. Royal College of Obstetricians and Gynaecologists. The care of women requesting induced abortion. Evidence-based clinical guideline number 7. London：Royal College of Obstetricians and Gynaecologists. 2011.

29. Barel O,Krakov A,Pansky M,et al. Intrauterine adhesions after hysteroscopic treatment for retained products of conception：what are the risk factors? Fertil Steril,2015,103：775-779.

30. Gilman AR,Dewar KM,Rhone SA,et al. Intrauterine adhesions following miscarriage：look and learn. J Obstet Gynaecol Can,2016,38： 453-457.

Bougie O，Lortie K，Shenassa H，et al. Treatment of Asherman's syndrome in an outpatient hysteroscopy setting. J Minim Invasive Gynecol，2015，22：446-450.

31. Melcer Y，Smorgick N，Schneider D，et al. Comparison of reproductive outcomes following retained products of conception after vaginal delivery versus first-trimester abortion. Gynecol Obstet Invest，2015，80：206-210.

32. Holmlund S，Kauko T，Matomäki J，et al. Induced abortion：impact on a subsequent pregnancy in first-time mothers：a registry-based study. BMC Pregnancy Childbirth，2016，16：325.

33. Shachar BZ，Mayo JA，Lyell DJ，et al. Interpregnancy interval after live birth or pregnancy termination and estimated risk of preterm birth：a retrospective cohort study. BJOG，2016，123：2009-2017.

34. World Health Organization. Medical eligibility criteria for contraceptive use. 5th ed. Geneva：World Health Organization，2015.

35. Pohjoranta E，Mentula M，Gissler M，et al. Provision of intrauterine contraception in association with first trimester induced abortion reduces the need of repeat abortion：first-year results of a randomized controlled trial. Hum Reprod，2015，30：2539-2546.

病 案 分 析

病例 1

某女，37 岁，孕 4 产 1，"人工流产术后半个月，发现宫内早孕 5 天"入院。平素月经规律，3~4/24 天，量中，痛经轻微，LMP：2019 年 1 月 17 日。停经 30 余天自测尿 hCG 阳性，当地医院超声：宫内见 1.4cm×1.0cm 孕囊，内可见明显胚芽，未见胎心，双附件（-），2019 年 2 月 27 日外院门诊人工流产术，本人诉术后见绒毛 5g，未送病理。术后 1 周阴道出血量多同月经量。术后第 7 天（2019 年 3 月 6 日）复查 β-hCG：11 860mU/ml。2019 年 3 月 10 日复查超声：子宫腔内一 2.0cm×1.1cm 孕囊，可见胎芽及胎心。2019 年 3 月 12 日就诊。2019 年 3 月 13 日子宫双附件超声检查（经腹）：子宫增大，宫内可见妊娠囊 2.3cm×1.5cm×1.1cm，位于偏左侧宫角,内可见胎芽 0.9cm,可见胎心搏动。肌层回声不均。双卵巢显示欠清。盆腔未见游离积液。2019 年 3 月 13 日 β-hCG:33 472.0mU/ml。

既往史:孕 4 产 1,2002 年人工流产 1 次;2003 年 1 月足月阴道分娩 1 活男婴,分娩后放置 IUD,2013 年 11 月带环妊娠,行取环 + 人流术,术后宫腔残留二次清宫后超声提示宫腔内仍有残留,于 2014 年 4 月 9 日行宫腔镜 hys 检查及治疗,术中见:宫腔内子宫右侧壁及前壁见一直径约 4cm 大小烂肉样组织,于宫腔镜治疗镜切除部分组织,后刮出宫腔大部分组织,再次宫腔镜检查宫腔内占位部分已清除干净,术后病理:退变坏死的绒毛,术毕放置 T 环。3 年后因阴道出血淋漓不尽取环。配偶及儿子体健。目前采取避孕套避孕,本次为计划外妊娠。

入院后行全麻下超声监测人工流产术,术前 2 小时米索前列醇 200μg 湿片置于阴道后穹窿软化宫颈,探宫腔深 10cm,8 号吸管负压 300~400mmHg 吸宫 1 周,刮匙搔刮双侧宫角,6 号吸管负压 200~300mmHg 吸宫 1 周,见绒毛 3cm×4cm 完整及大量蜕膜,复核超声内膜线清晰未见残留。术后阴道少量出血,1 周出血停止,术后两周复查尿 hCG 阴性。

问题 1:如何避免人工流产术后漏吸的发生?

漏吸发生的高危因素包括孕囊过小、子宫畸形、子宫过屈、特殊部位妊娠、多次人流史、操作不熟练等。术中超声监测、术后检查是否有绒毛能够避免漏吸。当术中检查未见绒毛时应复核超声寻找原因。

问题 2:发生人工流产漏吸之后如何处理?

一般术后 2 周出血停止,术后 2~4 周 β-hCG 会降至正常,超过上述时间的出血或异常 β-hCG 要考虑宫腔残留、漏吸、妊娠滋养细胞疾病可能。对于漏吸术后复查超声确为宫内孕,且孕周≤10 周者,可再次人工流产术。对于特殊部位妊娠(如宫角妊娠)、子宫畸形者,可选择宫腔镜检查 + 清宫术或药物流产。

点评:对于不熟练的操作者,避免在孕囊最大直径<2cm 时做人工流产术。不能过度依赖超声,虽然术中超声有很好的指示作用,术后仔细检查确实见到绒毛是避免漏吸的根本。

病例2

患者，女，29岁，孕2产0，末次月经：2019年1月2日，因"宫内孕13⁺⁵周，发现双胎之一葡萄胎3周余"入院。本次为促排卵妊娠，停经8周⁺至今阴道出血淋漓不尽，近1周出血多同月经量。监测超声及β-hCG见表2-6。既往：2016年8月外院葡萄胎清宫后β-hCG降而复升，诊断侵蚀性葡萄胎，5-FU×2+更生霉素×1化疗共三程。家族史：无殊。查体：BP 109/66mmHg，P 77次/min，宫底脐下两横指。实验室检查：甲状腺功能（-），胸部CT：双肺未见明显异常。盆腔MRI：宫腔偏左侧见胎儿，宫腔内14.1cm×8.8cm×9.8cm囊状等/长T_1长T_2信号影，宫底肌层多发迂曲流空血管影，双附件囊肿。双胎之一葡萄胎。

表2-6　该患者不同停经时间超声及β-hCG结果

停经时间	B超（孕囊/胎儿）	B超（无回声葡萄胎）	β-hCG（mIU/ml）
6⁺⁵周	胎芽0.5cm，胎心+	1.7cm×1.1cm×1.6cm	
8⁺⁵周	胎芽1.8cm，胎心+	4.3cm×0.7cm×0.8cm	165 000
11⁺⁵周	CRL 5.1cm，NT 0.12cm 胎盘前壁上段	11.4cm×8.4cm×7.9cm，边界尚清，内见蜂窝状无回声	680 000
13⁺¹周	左上：双顶径2.4cm，胎盘前壁上段，羊水3.8cm	12.1cm×12.4cm×6.0cm，边界尚清，内见蜂窝状无回声	880 000

入院后完善术前准备后行钳刮术。术前2小时宫颈放置海藻棒预处理，术中开放静脉、备血，8号超声监测下清宫、吸出葡萄样组织约1000ml，直径1~5mm，卵圆钳钳夹出大块胎盘及胎儿组织，手术顺利，出血约100ml，术毕超声监测内膜线清未见残留。术后病理：完全性葡萄胎，滋养细胞轻度增生；胎儿未见畸形，胎盘、胎膜、脐带未见异常。术后第2天β-hCG降为190 000mIU/ml，术后12天发现β-hCG降而复升，完善盆腔磁共振＋胸部CT后诊断侵蚀性葡萄胎Ⅰ期：3分，目前滋养细胞肿瘤专业组化疗中。

问题：1. 葡萄胎患者清宫有什么注意事项？

中国人群葡萄胎的发生率约为0.81%，随着超声检查水平

的提高,多数葡萄胎在停经 10 周前即被诊断,无胎心及 β-hCG>
8 万有助于诊断。葡萄胎清宫过程中出血、子宫穿孔风险高于普
通人工流产,要备血、开放静脉通路。术前宫颈准备应避免宫口
未扩张前诱发宫缩,可选择海藻棒或宫颈内口放置球囊扩张为
妥。术中建议超声监测下大号吸管(8 号)吸宫,如遇组织堵塞
吸管可迅速卵圆钳钳夹。充分扩张宫颈且至少大部分组织吸净
后再使用缩宫素,如阴道出血不多也可不用缩宫素。对于子宫
大小小于孕 12 周者应争取一次清宫干净,对于第一次清宫困难
者,可在术后一周行第二次清宫。术后应每周随诊 β-hCG 至连
续 3 次正常。

问题:2. 双胎之一完全性葡萄胎应如何评估?

胎儿与葡萄胎胎盘共存有两种情况:双胎之一完全性葡萄
胎和部分性葡萄胎,病理指导诊断。双胎之一完全性葡萄胎发
生率为 1/22 000~1/100 000,患者在孕早期可出现 β-hCG 异常升
高及超声提示正常孕囊旁蜂窝状葡萄胎组织。患者在早中孕期
即可出现出血、高血压、甲状腺功能亢进、妊娠剧吐、胎膜早破、
胎死宫内等。少数 β-hCG 增长缓慢者可继续妊娠至足月,但早
产更为常见。目前认为产后滋养细胞肿瘤的发生率高于正常
妊娠。

点评:双胎之一完全性葡萄胎临床决策复杂,适合转诊至
综合性医院或有经验的疑难重症中心。早期识别很重要,尤其
是对早孕期 β-hCG 偏高且合并出现甲亢、血压升高、妊娠剧吐
的症状的孕妇,要能与宫内早孕先兆流产鉴别,能想到就不会
漏诊、误诊。

病例 3

患者,女,35 岁,孕 3 产 0,因"停经 21^{+3} 周,羊膜腔穿刺提
示"胎儿 21- 三体"要求引产入院。患者既往人工流产 2 次,本
次行利凡诺羊膜腔内注射引产,术前超声胎盘后壁,未见异常。
胎儿娩出后 40 分钟胎盘未娩出,B 超监测下钳夹破碎的胎盘
组织,过程中宫腔出血较多,约 400ml,予卡孕栓及缩宫素促进
宫缩后,阴道出血减少,B 超示右侧宫角处 4.5cm×1.5cm 中等回
声,与子宫肌层分界欠清,胎盘植入可能。术后口服复方益母

草＋每周随诊β-hCG，β-hCG持续下降，术后40天月经复潮，术后2⁺个月β-hCG降为正常，复查超声右侧宫角处中等回声消失。

问题1：如何评估中孕期胎盘植入？

根据胎盘侵入子宫肌层的深度，可分为胎盘粘连、胎盘植入、胎盘穿透。胎盘植入的高危因素包括：前次剖宫产史、前置胎盘、多次刮宫史、高龄、多产、子宫内膜炎等。绝大多数中孕期胎盘植入的患者没有临床症状，诊断依赖于影像学。超声可作为胎盘植入的初筛诊断，MRI对诊断胎盘植入有重要价值。

问题2：中孕期胎盘植入如何处理？

中孕期合并胎盘植入者的引产方式，强调个体化，需兼顾病情、医师的经验和医院其他相关科室的配合，尽可能减少损伤，保护生育。术前诊断有助于术中决策。

对于前次剖宫产史、胎盘前置合并胎盘植入者，实际是忽略性瘢痕妊娠延续至中孕，也称凶险性前置胎盘，术中出血风险极高，可在术前先行双侧子宫动脉栓塞，在充分备血后行剖宫取胎术。即使术前已经做过子宫动脉栓塞，术中仍有大出血的可能，也应同时做好子宫全切的准备。

对于单纯胎盘植入的患者，可选择阴道分娩。引产后胎盘不娩出或娩出不全应尽早取出胎盘。在保证宫缩的前提下仍出血较多，可选择宫腔填塞、急诊子宫动脉栓塞，如前两者无效甚至需要选择开腹全子宫切除。对于引产后胎盘娩出不全但阴道出血不多者，可选择随诊观察：产后子宫收缩，胎盘失去血供可逐渐坏死脱落，但产后随诊、出血时间较长，应注意避免感染。对于β-hCG下降不满意者，可尝试MTX、米非司酮、生化汤等治疗，对于B超提示持续存在的宫腔残留，必要时可宫腔镜手术治疗。对于植入较深、肌层薄弱者可能需要备腹腔镜监视，甚至开腹去除残留行子宫修补。

点评：中孕期胎盘植入重在术前诊断评估，MRI及超声都是很好的方法。中孕期胎盘较晚孕期面积大，对于有过剖宫产史的患者尤其要警惕忽略性凶险性前置胎盘。

附表 1　GRADE 评级

建议的强度	定义
强	满意结果和不良结果之差可信度高(满意的结果超过不良结果,或不良结果超过满意的结果)
弱	满意结果和不良结果之差可信度低
大量证据的质量水平	
高 ++++	我们非常确信,真实的结果接近于评估的结果
中度 +++	我们对评估的结果中度确信,真实结果可能接近于评估的结果,但也可能有很大不同
低 ++	我们对评估的结果信心有限。真实结果可能与评估的结果大不相同
非常低 +	我们对评估的结果几乎没有信心。真实结果很可能与评估的结果大不相同

附表 2　强烈和有条件建议的判断和解释

判断 / 解释	强烈推荐,"我们建议……"	有条件的(弱)推荐,"我们提议……"
指南小组的判断	专家组清楚地确定,策略产生的纯粹的满意结果超过了替代策略	专家组不太清楚,策略产生的纯粹的满意结果是否超过了替代策略
对患者的意义	在这种情况下,大多数患者愿意采纳建议的方案,只有一小部分不会	在这种情况下,大多数患者愿意采纳提议的方案,但很多人不会
对临床医师的意义	大多数医师都应该采取建议处理方案。遵守指南这一建议可作为医疗质量标准或绩效考核指标	临床医师应该认识到,不同的方案适合不同患者,临床医师必须帮助每个患者做出符合其价值观和偏好的治疗方案
对政策制定者的意义	大多数情况下,该建议可作为政策被采纳	政策制定需要进行大量讨论和各种利益攸关方的参与

第 三 章

《2017年FIGO中期妊娠药物引产指南》解读·病案分析

侯成祯　顾向应

天津医科大学总医院

引　言

中期妊娠引产（second-trimester abortion）定义：是指用医学方法人为地终止孕 13~27^{+6} 周妊娠，适用于意外妊娠且错过了实施早期负压吸引术最佳时间者，或胎儿畸形、患严重遗传性疾病者，以及由于母体的原因不宜继续妊娠者。常用中期妊娠引产的方法有依沙吖啶羊膜腔内注射引产、米非司酮配伍米索前列醇引产、水囊引产、天花粉引产、剖宫取胎术以及钳刮术。中期妊娠引产是女性生殖保健重要组成部分。有多种原因导致中期妊娠引产，包含以下几种情况：非意愿妊娠未在早孕期终止发现不及时，延时至妊娠中期；大多数胎儿结构异常的畸形及染色体异常需在行胎儿系统 B 超筛查或羊水穿刺后确诊，大多推迟到孕中期进行引产；引产医疗资源难以获得，延迟至孕中期；近年来日益增长的在不同孕周胎死宫内病例，增加了中孕期死胎引产的概率，2005 年美国孕 20 周死胎率为 6.22‰，青少年或 35 周岁以上这一数值更高。

中期妊娠有特殊的生理特点：①随着妊娠时间的延长，早期绒毛干枝茂盛，逐渐形成丛密绒毛膜，与母体的底蜕膜共同组成胎盘；②为满足胎儿生长的需要，子宫血管逐渐扩张，而此时行引产术，侵入子宫血管壁的绒毛及蜕膜又不易排出，导致产后出血量相对增多;③子宫下段是随着妊娠时间延长而被逐渐拉长形成,中期妊娠由于子宫下段尚未形成,胎盘相对较大,往往胎盘位置低呈前置状态,严重时盖过宫颈内口,导致中期妊娠分娩过程中有大出血的危险;④中期妊娠时孕激素水平高、受体敏感性差,子宫对宫缩剂不敏感致使引产不易成功;⑤分娩发动的必要条件在中期妊娠都不成熟:如宫颈水肿、血管增多、腺体肥大、可溶性胶原纤维增加、宫颈变软等,容易导致分娩过程中出血、宫颈撕裂和阴道后穹隆撕裂,给中期妊娠引产带来困难,增加了并发症发生的可能。据报道全球中期妊娠引产占所有人工流产的 10%~15%,但中期妊娠引产并发症占到所有流产并发症的 2/3。因此临床医师熟练掌握各种引产方法优缺点及其作用机制、适应证与禁忌证,是保证每一次中期妊娠引产成功及安全的基础。

中期妊娠引产既可采用手术方法,亦可采用药物方法。有限的证据表明,在美国,绝大多数(95%)终止中期妊娠的方式为钳刮术及碎胎术,但是有可能药物引产方法未被完全充分报道。在美国,许多地区的女性行中期妊娠引产是存在困难的,她们可能也没有机会去主动选择行钳刮术或者药物引产。在对引产服务提供者的调查研究中,孕 12 周后的引产占 64%,只有 23% 是在 20 周或之后。在另一项临床研究中,除钳刮术外,有 33% 的病例为药物引产。一些有胎儿畸形或存在药物不良反应的病例仍采用药物引产的主要原因是居住地附近缺少具备成熟钳刮术条件的医院。

本章内容主要针对中期妊娠药物引产国内外相关指南进行详细解读,并提供相应临床成功应用案例进行分析,以期对中期妊娠引产成功率及安全性有所帮助。

解 读 细 则

一、2017 FIGO 单独应用米索前列醇建议

1. **背景** 2012 年,国际妇产科联合会编写了一份表格,详

细说明了在各种妇产科情况中单独使用米索前列醇的推荐剂量。根据新的证据，并通过专家审议，该表格现已修订和扩大（表 3-1）。一些地方鉴于证据有限、质量低或不一致，应用起来尤其具有挑战性。

表 3-1　2017 年 FIGO 单用米索前列醇建议

<孕 13 周	孕 13~26 周	>26 周	产后使用
终止妊娠 800μg s.l. 间隔 3 小时 1 次或 p.v./bucc 间隔 3~12 小时 1 次（可重复 2~3 次）	终止妊娠 13~24 周：400μg p.v./s.l./bucc 间隔 3 小时 1 次 25~26 周：200μg p.v./s.l./bucc 间隔 4 小时 1 次	终止妊娠 27~28 周：200μg p.v./s.l./bucc 间隔 4 小时 1 次 >28 周：100μg p.v./s.l./bucc 间隔 6 小时 1 次	产后出血一级预防 600μg p.o. 日 1 次 产后出血二级预防 （失血量 350ml 左右）800μg s.l. 日 1 次
稽留流产 800μg p.v. 间隔 3 小时 1 次 × 2 或 600μg s.l. 间隔 3 小时 1 次 × 2	死胎 200μg p.v./s.l./bucc 间隔 4~6 小时 1 次	死胎 27~28 周：100μg p.v./s.l./bucc 间隔 4 小时 1 次 >28 周：25μg p.v. 间隔 6 小时 1 次或 25μg p.o. 间隔 2 小时 1 次	治疗产后出血 800μg s.l. 日 1 次
不全流产 600μg p.o. ×1 或 400μg s.l. ×1 或 400~800μg p.v. ×1	难免流产 200μg p.v./s.l./bucc 间隔 6 小时 1 次	引产 25μg p.v. 间隔 6 小时 1 次或 25μg p.o. 间隔 2 小时 1 次	

续表

<孕13周	孕13~26周	>26周	产后使用
流产术前的宫颈准备 400μg s.l. 术前1小时或p.v. 术前3小时	**流产术前的宫颈准备** 13~19周:400μg p.v. 术前3~4小时 >19周:需联合其他方案一起处理		

注意事项:

1. 如果有米非司酮可用,应联合使用米非司酮+米索前列醇用药方案。

2. 对于不全流产/难免流产,其具体用药剂量应根据子宫大小而定,而不是末次月经的时间。

3. 许多研究中提到用药的最大次数不应超过5次,大多数受术者在用药剂量5倍前就能完全排出所有胎儿及其附属组织,少许研究发现即使超过5次剂量给药仍能获得成功。

给药途径:

p.v.:经阴道给药;p.o.:口服;bucc:口腔颊黏膜给药;s.l.:舌下含服

2. **一般变动** 新版本是横行加纵列布局。妊娠期被分割为<13周、13~26周和>26周,最后一栏为供产后使用。然而,在13周以下的不完全流产和13~26周难免流产时,应根据子宫大小而不是末次月经时间对妇女进行治疗。

3. **剂量** 对于<13周的妊娠,我们建议引产可持续固定剂量追加使用,而不指定上限。这是因为很多早孕流产方案都是在门诊使用,所以对于医疗保健提供者来说,事先探明受术者多少剂量有用,但也有足够的证据支持在<13周使用固定剂量。在一些研究中提出,最大剂量不是根据受术者的安全问题决定,而是把完全流产作为终点,在没有罕见并发症的情况下,给药应该一直持续到流产完成。建议临床医师,特别是在没有完全流产时,可以持续给药。一些未发表的研究和临床经验表明,完全

流产可以在不损害妇女的安全的情况下,持续给药时间可维持长达 72 小时,从而实现完全流产。

4. **给药途径**　鉴于最近公布的证据,我们增加了口服用米索前列醇的替代途径;口腔颊黏膜给药是将药片放置在口腔颊黏膜中,在大多数情况下,30 分钟后,药物可完全崩解。该给药途径的药动学特征与阴道给药相似。正在进行的进一步研究表明,这是一条很有优势的给药方案。未来的研究将继续提供证据,证明哪种给药方案可能是最有效的治疗方法,并且安全性高。虽然这可能会给临床医师带来若干可供选择的办法,它同时也将妇女的偏好考虑在内。妇女对中期妊娠引产给药途径的偏好可能会有所不同,有些人更喜欢阴道给药,而有些人更喜欢非阴道给药方法。然而,当有阴道出血或感染迹象时,应避免使用阴道给药。新版更新表中不包括直肠给药途径。我们建议不要使用这种方法,因为药动学曲线与最佳疗效无关。

5. **米索前列醇在有剖宫产史的妊娠妇女的应用**　米索前列醇在妊娠 13~26 周瘢痕子宫妇女中的应用一直存在争论,因为担心子宫破裂的风险增加。Cochrane Meta 分析发表了综合结果,结论认为现有数据不足以评估子宫破裂的发生风险是否增加。少数研究报告显示并没有增加子宫破裂的可能性。一些证据表明,使用米索前列醇进行引产的妇女子宫破裂的风险 <0.3%;其他研究的结论是,应用与不用米索前列醇子宫破裂风险无显著性差异。因此,我们得出结论,米索前列醇可用于瘢痕子宫妇女在孕 13~26 周进行引产。

目前没有足够的证据推荐米索前列醇方案用于超过妊娠 26 周的瘢痕子宫妇女进行引产。

因此,目前没有证据能提供一个安全的用药方案,我们不提供相关推荐方案,建议在这些情况下遵循当地临床诊疗规程。

6. **>26 周终止妊娠和胎死宫内的处理**　一些证据支持随着孕龄的增加而减少剂量,但几乎没有证据支持能在一些国际和国家临床指南中提出建议,在胎儿死亡的情况下使用低剂量米索前列醇。在更新推荐的过程中,我们承认临床医师可能减少米索前列醇用量以减少副作用,所以热衷于确定可能的最低剂量,但同样重要的是要考虑成功率和分娩时间,这两者和米索前列醇剂量已被证明是相关的。由于引产时间较长,总体疗效较低,现有证据目前证实了高剂量的安全性。在此次更新图表中的建议时考虑到了这一点,同时也承认一系列剂量可能也是有效和安全的。

7. **胎盘滞留** 有两项关于米索前列醇引产后胎盘滞留的研究,这两项研究都没有显示出米索前列醇应用于胎盘滞留时比安慰剂有任何好处。因此,我们不推荐米索前列醇用于妊娠晚期胎盘残留的处理。

8. **产后出血的二级预防** 社区计划:二级预防是一种以社区为基础的战略,在两次大型社区试验(一次正在进行中)中,米索前列醇被证明是一种可与常规预防方法相似的替代办法。在第三产程中给所有妇女服用预防性剂量的舌下含服 800μg 米索前列醇只能用于治疗平均出血 350ml 及以上的妇女。尽管发表的数据有限,人们仍一致认为,米索前列醇是产后出血的二级预防的一种强有力的替代方法,因为它所涉及的妇女数量少,可减少不良反应,降低成本。

9. **总结** 2017 FIGO 单用米索前列醇建议是一个国际专家组广泛合作的结果。它已经得到了预防不安全流产的 FIGO 组织的认可。该建议经工作组和 FIGO 妇女安全和新生儿健康委员会制定,并经 FIGO 官方批准,可在 FIGO 官网下载。虽然这些建议剂量是根据现有证据和专家意见决定的,但之后必将有新的临床研究证据出现。因此,今后有必要继续研究和修订这些建议。米索前列醇是一种重要的药,虽然它不应优先于缩宫素用于产后出血,先于米非司酮和米索前列醇联合用于终止妊娠,但这可能是在某些情况下唯一可用的药物,这就是为什么 FIGO 相信应不断更新建议"单用米索前列醇"的原因。必须继续强调,米索前列醇为一种基本药物。此外,我们必须努力确保高质量的米索前列醇应用的有效性,并制定支持其可用性和使用的政策和流程。

二、2017 年 FIGO 单用米索前列醇较 2012 年更新内容

1. 新版表格的总体布局中纵列内容为孕周,横列内容为药物使用指征。将用药时间根据孕周划分为<13 周、13~26 周和>

26 周,最后一列用药时间为产后。需注意的是,新版推荐建议重点强调"对于 13 周以下的不全流产和 13~26 周之间的难免流产,应根据超声提供的子宫大小制订用药方案,而不是末次月经时间"。新版推荐建议还增加了难免流产和孕周介于 13~26 周之间的流产术前宫颈准备,以及孕周>26 周后的妊娠终止方案。2012 年表格纵列内容为药物使用指征,横列内容为用药剂量及给药方式。

2. 用药剂量　2012 年 FIGO 指南中主要应用于早孕期终止妊娠,虽然给出大于孕 12 周药物流产方案,未将孕周细分开。米索前列醇用量有 800μg 及 400μg 两种方案,连用米索前列醇时,给出了其最大剂量。2017 年单用米索前列醇将孕周细分为<13 周、13~26 周和>26 周和产后用药。<13 周药物流产米索前列醇剂量只有 800μg 一种,无最大剂量限制。

对于孕周<13 周的孕妇,2017 年更新不推荐指定最大值的固定剂量。因为较小孕周孕妇的流产多在医院门诊进行,所以对健康决策者们来说简单、实用才是最重要的。另外,充足的循证医学证据表明,对于孕周<13 周的孕妇,给予固定剂量的米索前列醇是比较安全的。

对于孕周介于 13~26 周之间的孕妇,米索前列醇的最大剂量已经根据相关的临床研究数据扩大了很多,其临界高值的制定也并非基于受术者的安全问题和有效性,而是更注重于孕妇在多大剂量下能将组织排出体外。在实际临床实践中,在确保不发生严重并发症的情况下,可以持续追加米索前列醇的剂量直至组织排出。在组织未排出之前,如果医务人员没有找到替代米索前列醇的其他方案,停止增加药量可能会增加受术者其他不良结局的发生。一些临床经验表明,在用药 72 小时内,持续反复增加用药剂量直至宫腔组织完全排出是安全有效的。

3. 给药途径的管理　2012 年指南中米索前列醇给药途径包括:口服、舌下含服、阴道及口腔颊黏膜给药。2017 年更新中米索前列醇给药途径同样包括:经阴道给药、口服、口腔颊黏膜给药、舌下含服。

基于最新发表的证据,我们增加了几种米索前列醇给药的其他可替代途径。在许多新的研究中,涉及较多的为口腔颊黏膜途径给药,颊黏膜血流量大,渗透性较高,药代动力学效率高于经阴道给药,可以起到较好的吸收作用,在给药 30 分钟后即可被完全吸收。尽管米索前列醇的给药途径多种多样,但还是要尊重妇女自身的用药倾向。妇女所选择的给药途径主要包括经阴道给药和经非阴道给药。但是,对于存在阴道出血和 / 或有感染迹象的妇女应避免经阴道途径给药。推荐建议中的给药途径并未包含经直肠给药途径,主要是因为经直肠途径给药的药代动力学效率不是很理想。

4. 米索前列醇在前次剖宫产或其他类型瘢痕子宫患者中的应用　2012 年指南中未提到瘢痕子宫妊娠引产时米非司酮及米索前列醇用法、用药剂量推荐。同年,随着瘢痕子宫再次妊娠孕妇数量的增加,2017 年单用米索前列醇推荐中提到瘢痕子宫妊娠引产时米索前列醇的应用。

米索前列醇在孕 13~26 周之间、前次为剖宫产或既往因其他操作导致的子宫穿孔等瘢痕子宫妇女中的应用尚存在争议,主要争议在于用药可能会增加子宫破裂的风险。一项 Cochrane 的 meta 分析结果显示,尚无充分证据表明对死胎孕妇使用米索前列醇会增加子宫破裂的风险。许多研究发现,对既往瘢痕子宫的妇女使用米索前列醇似乎并不会增加子宫破裂的风险。有证据表明,对前次剖宫产的妇女在孕中期使用米索前列醇,发生子宫破裂的风险<0.3%;其他证据表明,对前次剖宫产的女性使用米索前列醇并不增加子宫破裂的风险。因此,我们建议对前次剖宫产或既往其他各种原因导致的存在子宫穿透史的瘢痕子宫妇女可以在孕 13~26 周之间使用米索前列醇。

目前,对于孕周>26 周的瘢痕子宫孕妇是否可以使用米索前列醇尚缺乏充分证据。因此,由于缺乏此孕周下瘢痕子宫孕妇用药方案的安全用药方案证据,所以我们也不推荐对孕周>26 周的瘢痕子宫孕妇使用米索前列醇。

5. >26 周妊娠终止及死胎的处理　2012 年指南中,对于终止胎儿畸形或孕晚期胎死宫内时米索前列醇的应用方法为:25μg,每 2 小时,口服;25μg,每 6 小时,阴道给药。2017 年单用米索前列醇推荐中分为 13~26 周、>26 周死胎,具体用药方案为:13~26 周:200μg 经阴道给药或舌下含服或颊黏膜给药间隔 4~6

小时1次;>26周:27~28周:100μg经阴道给药或舌下含服或颊黏膜给药间隔4小时1次,>28周:25μg经阴道给药间隔6小时1次或25μg口服间隔2小时1次。

尽管有证据支持随着孕周的增加应该减少米索前列醇的用药剂量,但尚未见到国际指南中对于死胎孕妇大幅减少药量的证据支持。多项系统综述的结果表明,对孕周>13周的孕妇小剂量给药并无很明显的优势。在制定推荐建议的过程中,我们发现医疗决策者更热衷于尽可能给予最低剂量的用药,但却忽略了用药过程中的成功率和分娩时间:研究发现低剂量给药会延长引产时间且降低整体有效性。研究证据亦支持在保证安全的前提下给予"更高"剂量用药。我们在表格中给出了同时满足有效性和安全性的具体使用方案。

6. 胎盘残留 2012年指南中未对引产时胎盘残留问题进行探讨,2017年单用米索前列醇推荐建议中对引产中胎盘残留问题进行了讨论。

有两项研究观察了米索前列醇在活胎胎盘残留中的应用价值,研究发现米索前列醇在胎盘残留患者的获益同安慰剂组相比并无显著差异。所以,我们不推荐将米索前列醇用于孕晚期胎盘残留孕妇的常规处理方案中。

7. 关于产后出血二级预防的社区项目 2012年指南中提出在无缩宫素时防止产后出血或代替缩宫素时米索前列醇用法为:600μg,1次,口服;在缩宫素无效或无缩宫素时治疗子宫收缩乏力导致的产后出血用法为:800μg,1次,舌下给药。2017年单用米索前列醇推荐表格中最后一列为米索前列醇在产后出血中的应用,给出了产后出血的一级预防、二级预防及治疗产后出血的用药方案。

两项大型社区试验的研究结果表明,基于社区策略下的二级预防方案可以起到替代传统一级预防策略的作用。不同于分娩过程中第三产程时的一级预防用药方案,二级预防用药方案中的舌下含服800μg米索前列醇仅用于治疗失血量高于平均失血量水平左右(大约为350ml左右)的产妇。尽管受到相关发表数据的限制,专家们仍一致赞同将米索前列醇作为预防产后出血的可替代策略,因为其可以很好地减轻药物副作用且减少花费。

三、2017 单用米索前列醇建议与其他指南比较

1. 与 2013 年美国妇产科学会中期妊娠引产指南比较 2013 年美国妇产科学会（The American college of Obstetricans and Gynecologists，ACOG）发布了中期妊娠引产指南。

该指南中提到，目前药物引产的方法主要包括以下几种：①前列腺素类似物；②米非司酮；③宫颈扩张剂；④ Foley 尿管；⑤催产素。米索前列醇可以单独使用或和其他药物联合应用，此种引产方法比其他静脉药物或子宫收缩剂更受推崇，主要因为其具有高效、廉价和易获得等特点。

在口服米非司酮 24~48 小时后使用米索前列醇进行中期妊娠引产是最有效的中期妊娠药物引产方法，在使用米索前列醇后 24 小时引产成功率达到 91%，引产时间明显比单用米索前列醇短，副作用明显少于后者。然而米非司酮并不是在所有情况下都能获得，单用米索前列醇在药物引产中也是很有效的。2013 年 ACOG 中期妊娠药物引产指南中列出了米非司酮联合米索前列醇、单用米索前列醇引产的用药方案。在有米非司酮时：米非司酮 200mg 口服，24~48 小时后，米索前列醇 800µg 阴道用药，之后每 3 小时阴道上药 400µg 或 400µg 舌下含服，最大剂量为 2 000µg。或米索前列醇 400µg 口腔含化，之后每 3 小时追加 1 次，最大量可至 2 000µg。无米非司酮时，单用米索前列醇方案：米索前列醇 400µg 阴道上药或舌下含服，每 3 小时追加 1 次，最大量 2 000µg（对于初产妇，阴道上药优于舌下含服），或米索前列醇 600~800µg 阴道上药，之后每 3 小时阴道上药或舌下含服 400µg，可能更有效。但未对孕周进行细分，与 2017 年 FIGO 单用米索前列醇建议相比，后者将孕周详细划分，且明确了米索前列醇可连续给药，无最大剂量。

2013 年 ACOG 中期妊娠指南提到，对于瘢痕子宫的患者，再次妊娠胎盘植入风险增加，应予以重视，特别是当超声检查表明胎盘位置低或存在胎盘植入时。由于超声诊断胎盘植入的阳性率为 65%，因此不推荐术前进行子宫动脉栓塞术。尽管磁共振对胎盘植入的诊断准确性和超声检查相似，但磁共振检查有助于确定植入，区分出那些需要前往拥有介入设备及急症手术

条件的三级医院治疗的患者。

2017 年 FIGO 单用米索前列醇建议与 2013 年 ACOG 中期妊娠引产指南相比，在米索前列醇使用剂量方面，随中期妊娠孕周的增加，米索前列醇用量逐渐减低；ACOG 中期妊娠引产指南中，无论是否与米非司酮联合使用，米索前列醇使用剂量均较 2017 年 FIGO 单用米索前列醇建议的剂量大。基于欧美与亚洲人种区别、BMI 及药物动力学差异等方面因素，目前我国中期妊娠药物引产仍缺乏大样本临床数据，为临床用药安全考虑，建议对于中期妊娠引产时根据妊娠孕周，米索前列醇用量可从低剂量开始试用，逐步摸索出满足临床用药安全要求的有效剂量。

2. 与 2017 年美国斯坦福大学医学院计划生育部中期妊娠指南更新比较　2017 年美国斯坦福大学医学院计划生育部也对中期妊娠药物引产指南进行了更新说明。该指南中无表格，皆为文字性陈述内容。提到根据新的证据，中期妊娠引产的方法较前发生了明显变化。应用米非司酮和米索前列醇进行中期妊娠引产明显降低了引产并发症的发生率，尤其在使用米非司酮后，中期妊娠药物引产的安全性和有效性提高了，引产时间减少了近 50%。

2017 年美国斯坦福大学医学院计划生育部中期妊娠指南未对孕周详细划分，具体用药方法也不同。其中推荐的中期妊娠药物引产方法为：口服米非司酮 200mg，24 小时后使用米索前列醇 400μg，每 3~4 小时重复使用直至分娩。然而，米索前列醇的使用方法、最大剂量以及与米非司酮之间的最佳时间间隔有广阔的研究空间，从而改善妇女的中期妊娠引产感受及引产效果。

2017 年美国斯坦福大学医学院计划生育部中期妊娠指南更新加入了新的米非司酮联合米索前列醇用于中期妊娠药物引产的证据，此外，此次更新也对米索前列醇的应用方法（包括口服、舌下、阴道用药和口腔含化用药）和应用时间进行了讨论。

1. 将米非司酮加入中期妊娠药物引产给药方案　2017 年美国斯坦福大学医学院计划生育部中期妊娠指南更新中提到许多研究表明，米非司酮联合米索前列醇用于中期妊娠药物引产的效果要优于单用米索前列醇组。

2. 米索前列醇的使用方法及剂量　米索前列醇在中期妊

娠药物引产中发挥着至关重要的作用,该药物既可起到宫颈软化扩张作用,又可引起子宫收缩。米索前列醇的生物利用度随使用方法的不同而变化。阴道用药的生物利用度比口服用药生物利用度高 3 倍,而舌下用药生物利用度最高。尽管研究发现口腔含化用药血药浓度的峰值比其他方法低,但是利用宫内压力装置测出的子宫反应及不良反应都和阴道用药相似。

2017 年美国斯坦福大学医学院计划生育部中期妊娠指南综合多方面文献,提出在某些情况下,口腔含化给药较阴道给药方法存在优势。妇女可能更愿意接受口腔含化给药,因为此种给药方案不需要每 3~6 小时进行 1 次阴道检查,可能自己或其他人进行阴道上药会让妇女感到不适。此外,口腔含化给药在早孕药物流产中也有很大优势,因此医师可能已经习惯于应用此种给药方法。

3. 与 2018 年 WHO 安全流产指南比较 对于终止妊娠,2018 年 WHO 安全流产指南未详细划分孕周,提出孕周>12 周中期妊娠引产时,可采用米非司酮联合米索前列醇的方案,也可采用单用米索前列醇方案。联合用药方案建议口服米非司酮 200mg,24~48 小时后给米索前列醇 400μg,可采用口腔颊黏膜、经阴道给药或舌下含服给药方式,每 3 小时重复 1 次。单用米索前列醇方案为米索前列醇 400μg,可采用口腔颊黏膜、经阴道给药或舌下含服,可 3 小时重复 1 次;对于胎儿畸形或宫内死胎,2018 年 WHO 安全流产指南对此方面进行了更新,此次更新对于 14~28 周宫内死胎处理,建议在口服米非司酮 200mg 后 1~2日,米索前列醇 400μg 舌下含服或经阴道给药,每 4~6 小时重复 1 次,米非司酮与米索前列醇之间的推荐最小时间间隔为 24 小时。2018 年 WHO 同时对不全流产药物处理方法进行了更新,该更新中不推荐米非司酮联合米索前列醇的用药方案,而是建议单用米索前列醇,用药方案为孕周>13 周,米索前列醇 400μg口腔颊黏膜、经阴道给药或舌下含服,每 3 小时 1 次。

对于>12 周中期妊娠引产,2017 年 FIGO 单用米索前列醇建议:孕周<13 周,800μg 舌下含服,间隔 3 小时 1 次或口腔颊黏膜、经阴道给药,间隔 3~12 小时 1 次(可重复 2~3 次);13~24 周,400μg 口腔颊黏膜、经阴道给药或舌下含服,间隔 3 小时 1 次;

25~26 周,200μg 口腔颊黏膜、经阴道给药或舌下含服,间隔 4 小时 1 次;27~28 周,200μg 口腔颊黏膜、经阴道给药或舌下含服间隔 4 小时 1 次;>28 周,100μg 口腔颊黏膜、经阴道给药或舌下含服间隔 6 小时 1 次。

对于不全流产,2017 年 FIGO 对于单用米索前列醇的用药方案建议为孕周<13 周,米索前列醇 600μg 口服 1 次,或 400μg 舌下含服 1 次;或 400~800μg 经阴道给药 1 次。

对于宫内死胎,2017 年 FIGO 单用米索前列醇推荐中,将死胎分为 13~26 周、>26 周死胎。具体用药方案为:13~26 周:200μg 口腔颊黏膜、经阴道给药或舌下含服,间隔 4~6 小时 1 次。>26 周:27~28 周,100μg 口腔颊黏膜、经阴道给药或舌下含服间隔 4 小时 1 次;>28 周,25μg 经阴道给药,间隔 6 小时 1 次或 25μg 口服,间隔 2 小时 1 次。

2018 年 WHO 安全流产指南建议米索前列醇使用剂量与 2017 年 FIGO 单用米索前列醇建议使用剂量相比,米索前列醇应用剂量较大且没有随着孕周增加而减少剂量。目前我国缺乏大样本中期妊娠药物引产相关临床数据,因此在临床实践中,应随着中期妊娠引产孕周增加,适时减少米索前列醇用量,可从低剂量开始试用,逐步摸索出适合我国的满足临床用药安全要求的米索前列醇有效剂量。

四、2017FIGO 单用米索前列醇建议解读

1. 2017FIGO 单用米索前列醇建议将用药时间根据孕周划分为<13 周、13~26 周和>26 周,最后一列用药时间为产后预防及治疗出血。同时对于不同孕周内终止妊娠、不全流产、稽留流产的用药剂量给出了明确建议。对于妊娠 13~26 周终止妊娠的应用,又具体划分为 13~24 周、25~26 周;对于>26 周终止妊娠,也具体分为 27~28 周及>28 周。这样在临床应用此建议中,医师能准确根据妇女孕周对应相应的用药方法及剂量。

2. 新版建议重点强调对于<13 周的不全流产和 13~26 周之间的难免流产,应根据超声测量的子宫大小制订用药方案,而不是末次月经时间。新版 FIGO 建议还增加了 13~26 周的难免流产术前宫颈准备,以及>26 周妊娠终止方案。对于孕周<13 周

的孕妇,不推荐限定使用米索前列醇的总剂量。充足的循证医学证据表明,对于孕周<13 周的孕妇,给予固定剂量的米索前列醇是比较安全的。对于孕周介于 13~26 周之间的孕妇,米索前列醇的最大剂量已经根据相关的临床研究数据扩大了很多,更注重于孕妇在多大剂量下能将组织排出体外。

3. 基于最新发表的证据,增加了几条米索前列醇给药的其他可替代途径。在许多新近研究中,涉及较多的为口腔颊黏膜途径给药,颊黏膜血流量大,渗透性较高,药代动力学效率高于经阴道给药,在给药 30 分钟后即可被完全吸收。妇女所选择的给药途径主要包括经阴道给药和经非阴道给药。但是,对于存在阴道出血和 / 或有感染迹象的妇女应避免经阴道途径给药。推荐建议中的给药途径并未包含经直肠给药途径,主要是因为经直肠途径给药的药代动力学效率不是很理想。

4. 2017 年 FIGO 单用米索前列醇建议明确指出,对于既往瘢痕子宫的妇女使用米索前列醇似乎并不会增加子宫破裂的风险。对前次剖宫产的妇女在孕中期使用米索前列醇,发生子宫破裂的风险<0.3%;其他证据表明,对前次剖宫产的女性使用米索前列醇并不增加子宫破裂的风险。因此,我们建议对前次剖宫产或既往其他各种原因导致的存在子宫穿透史的瘢痕子宫妇女可以在孕 13~26 周之间使用米索前列醇。此条更新内容扩大了米索前列醇在中期妊娠引产应用范围,同时,丰富了瘢痕子宫中期妊娠引产的方法,使临床工作者在进行瘢痕子宫中期妊娠引产时,有更多的方法可选择,而无需过多担心其安全性。

5. 此次更新**建议对于孕中期胎死宫内进行米索前列醇引产,不需要过多地减少米索前列醇用量**。指出现医疗决策者更热衷于尽可能地给予最低剂量的用药,但却忽略了用药过程中的成功率和分娩时间:研究发现低剂量给药会延长引产时间且降低整体有效性。大量证据支持在保证安全的前提下给予“更高”剂量用药。此次更新在表格中给出了同时满足有效性和安全性的具体使用方案。

6. 不建议将米索前列醇作为**孕晚期胎盘残留的常规治疗方案**。有两项研究观察了米索前列醇在活胎胎盘残留中的应用价值,研究发现米索前列醇在胎盘残留患者的获益同安慰剂组相比并无显著差异。

7. **此次更新认为可将米索前列醇作为预防产后出血的替代方案。**尽管相关发表数据有限,专家们仍一致赞同将米索前列醇作为预防产后出血的替代方案,因为它可以很好地减轻药物副作用且减少费用。

评价与展望

FIGO 单用米索前列醇建议不断更新的过程,体现了我们对于药物流产及中期妊娠药物引产的认识逐渐深入的过程。

2012 年 FIGO 单用米索前列醇主要对于孕早期终止妊娠,具体为妊娠 12 周内终止妊娠。在该推荐建议中,将早孕期进行了孕周划分,停经 7 周内、9 周内、9~12 周及 12 周后。对于终止妊娠的用药方案,分别给出了有米非司酮时和单用米索前列醇时的用药方案。口服米非司酮量为 200mg,在口服米非司酮24~48 小时后予以米索前列醇。米索前列醇的给药方法包括口服、阴道给药、舌下含服、口腔颊黏膜给药。

2017 年单用米索前列醇在妇产科应用建议主要用于中期妊娠药物引产,对中期妊娠孕周进行了细致划分。其中的用药方案均为单用米索前列醇,但在表格后的注意事项中,指出如果有米非司酮可用,应采用米非司酮联合米索前列醇用药方案。在2013 年 ACOG 及 2017 年美国斯坦福大学医学院计划生育部对中期妊娠药物引产指南的更新中,均明确提出米非司酮联合米索前列醇较单用米索前列醇方案用于中期妊娠药物引产效果好。米非司酮与米索前列醇间用药时间间隔,均为口服米非司酮 24~48小时后开始用米索前列醇。对于米索前列醇的给药方法,许多临床研究不断发表,为各个指南的更新提供更多临床证据。

2017 版 FIGO 米索前列醇单用推荐方案图表是国际专家协作组广泛合作制定的。该推荐建议受到国际妇产科联盟预防不安全流产工作组和国际妇产科联盟母亲安全和新生儿健康委员会的大力支持和广泛宣传,受国际妇产科联盟官方批准。尽管此次推荐建议的更新是基于最新的循证医学证据和专家建议，但是还是有更新的证据正在被发表和提出。因此，该推荐建议今后还会再次修订和更新。

尽管 2018 年 WHO 安全流产进行了相关内容的更新，但是 2017 年 FIGO 单用米索前列醇建议更为全面。该建议将孕周详细划分，并给出各个阶段米索前列醇应用的方法及相应剂量。尽管全世界各个相关组织皆有孕中期药物引产的相关指南、共识或建议，但相比较而言，2017 年 FIGO 单用米索前列醇的建议更适用于临床实践。同时不同的临床用药实践在不远的将来也必将促进相关指南的更新。

米索前列醇是一个很重要的药物，尽管其在产后出血的防治作用中不及缩宫素，在终止妊娠时单独应用的效力不及联合米非司酮，但是在某些特殊情况下其单独使用的意义是不可忽略的，所以 FIGO 才制定了米索前列醇单用推荐方案图表。米索前列醇将一直被列为国际性文件、国家指南以及重要药物清单中不可替代的重要药物。在临床实践中，我们必须确保米索前列醇使用时的高效性，并建立支持其高效应用的方针和政策。

最新 WHO 指南关于提供安全流产的健康决策者名单罗列了一系列具有早孕期医学指征下人工流产和流产后关爱服务的人员名单，包括助理护士、护士和助产士，同时也包括其他亚学科卫生互补协作系统的医务人员。孕妇也可以自己在医疗机构外完成对部分药物使用的评估和管理。我们期望此次更新的推荐建议图表能被所有医疗机构的决策者们所应用，旨在服务更多需要我们帮助的女性。

对于我国目前现状，停经 49 天内药物流产、8~16 周终止妊娠用药方案皆为米非司酮联合米索前列醇的用药方案。而中期妊娠引产方法众多，其中药物引产方法应用米非司酮联合米索前列醇方案时，两者之间用药间隔大部分为 24 小时。因此，国内目前中孕期药物终止妊娠及单用米索前列醇临床研究缺乏，仍需更多研究去制定符合我国情况的药物终止妊娠指南，特别是多中心、大样本随机对照试验。

基于人种区别、BMI 及药物动力学差异等方面因素，目前我国中期妊娠药物引产仍缺乏大样本临床数据,为临床用药安全考虑,建议对于中期妊娠引产时根据妊娠孕周,米索前列醇用量应从低剂量开始试用,逐步摸索出满足临床用药安全要求的有效剂量。

参考文献

1. Marian FM, K Sharon E, W Elizabeth C. Fetal and perinatal mortality, United States, 2006. National vital statistics reports: from the Centers for Disease Control and Prevention, National Center for Health Statistics. National Vital Statistics System, 2012, 60 (8).

2. 黄紫蓉. 常用中期妊娠引产方法的选择. 中国计划生育学杂志, 2017, 8: 508-510.

3. Lohr PA, Hayes JL, Gemzell-Danielsson K . Surgical versus medical methods for second trimester induced abortion. The Cochrane Library. John Wiley & Sons, Ltd, 2008.

4. Upadhyay UD, Desai S, Zlidar V, et al. Incidence of emergency department visits and complications after abortion. Obstet Gynecol, 2015, 125 (1): 175-183.

5. Ngoc NT, Shochet T, Raghavan S, et al. Mifepristone and misoprostol compared with misoprostol alone for second-trimester abortion: a randomized controlled trial. Obstet Gynecol, 2011, 118 (3): 601-608.

6. Committee on Obstetric Practice. Committee opinion no. 529: placenta accreta. Obstet Gynecol, 2012, 120 (1): 207-211.

7. Ashok PW, Templeton A . Nonsurgical mid-trimester termination of pregnancy: a review of 500 consecutive cases. Br J Obstet Gynaecol, 1999, 106 (7): 706-710.

8. Tang OS, Gemzell-Danielsson K, Ho PC . Misoprostol: pharmacokinetic profiles, effects on the uterus and side-effects. Int J Gynaecol Obstet, 2007, 99 (S2): 160-167.

9. Louie KS, Chong E, Tsereteli T, et al. Second trimester medical abortion with mifepristone followed by unlimited dosing of buccal misoprostol in Armenia. Eur J Contracept Reprod Health Care, 2017, 22 (1): 76-80.

病 案 分 析

病例1 米非司酮+水囊引产

患者女性,28岁。

主诉:孕3产0,孕25周,发现胎儿心脏畸形6天。

现病史:患者平素月经规则,LMP:2018年3月11日。

早孕期:早孕超声提示与孕周基本相符,孕早期少量阴道出血,未行保胎治疗。

孕检:孕早期妊娠四毒(风疹病毒、巨细胞病毒、弓形体和单纯疱疹病毒)阴性,NT正常。

6天前于医院行四维超声检查提示胎儿心脏畸形,患者就诊于北京某医院行胎儿超声检查提示:胎儿心脏畸形,法洛四联症,右位主动脉弓并镜像分支,动脉导管狭窄,建议患者终止妊娠。

问题1:诊断如何确定?

1. **初步诊断** 孕3产0,孕25周,根据生育史、月经史、B超可诊断。

2. **胎儿心脏畸形** 6天前于医院行四维超声检查提示胎儿心脏畸形,患者就诊于北京某医院行胎儿超声检查提示:胎儿心脏畸形,法洛四联症,右位主动脉弓并镜像分支,动脉导管狭窄,据此可诊断。

问题2:选择何种引产方法?

患者无合并症,入院后肝功能未见异常,现25周,胎儿心脏畸形,予以口服米非司酮150mg+水囊引产术。置入水囊过程顺利,患者无特殊不适,于10小时后顺利娩出1死婴,检查胎盘、胎膜完整。出院前复查超声未见异常,顺利出院。

点评:对于病例1,患者孕周为孕25周,无合并症,因胎儿畸形行中期妊娠引产。对于此孕周,可选择的中期妊娠引产方法包括:米非司酮联合米索前列醇、单用米索前列醇、水囊、米非司酮联合水囊、羊膜腔注射依沙吖啶、米非司酮联合依沙吖啶。主要遵循的首要原则应为安全,其次考虑引产效率。此病例采用米非司酮联合水囊引产,口服米非司酮量为150mg,放置水囊时应注意避开胎盘,防止出血。

水囊引产是将无菌水囊经过宫颈口放置在宫腔内(羊膜腔外),即子宫壁和胎膜之间,囊内注入适量液体,通过机械刺激使宫颈扩张并反射性使内源性前列腺素分泌增加,引起子宫收缩,促使胎儿及附属物排出的方法。适用于有肝肾功能损害,不能使用药物引产的患者。目前水囊用于剖宫产瘢痕中期引产的研究非常有限,可能的原因包括担忧引产成功率低、容易并发感染及子宫破裂风险增加,国内指南不建议将水囊引产用于剖宫产瘢痕子宫,国际上亦缺少水囊用于瘢痕子宫中期妊娠引产的研究。

病例2　米非司酮联合米索前列醇

患者32岁,主诉"孕2产0,孕25^{+2}周,发现胎儿畸形5天"。

现病史:平素月经规律,LMP:2018年4月11日。

早孕期:早孕超声提示与孕周基本相符,孕早期无阴道出血,无保胎治疗。妊娠四毒(-),NT(-)。

5天前于门诊行四维超声检查提示严重唇腭裂,要求引产。

问题1:诊断如何确定?

1. **孕2产0,孕25^{+2}周**　根据患者既往人工流产术一次,末次月经时间可诊断。

2. **胎儿畸形**　根据入院前四维超声可诊断。

问题2:选择何种引产方法?

目前诊断明确,入院后完善相关化验检查,予以口服米非司酮150mg,24小时后予以米索前列醇200μg阴道给药,患者无宫缩,6小时后再次予以米索前列醇200μg阴道给药,患者于10.5小时后出现宫缩,于14小时后娩1死婴,检查胎盘胎膜完整,出院前复查超声未见异常。

点评:对于病例2,患者孕周为孕25^{+2}周,无合并症,因胎儿畸形行中期妊娠引产。对于此孕周,可选择的中期妊娠引产方法包括:米非司酮联合米索前列醇、单用米索前列醇、水囊、米非司酮联合水囊、羊膜腔注射依沙吖啶、米非司酮联合依沙吖啶。此病例引产方法为米非司酮联合米索前列醇进行引产,口服米非司酮量较国际推荐建议200mg少,米索前列醇用量与2017年FIGO单用米索前列醇建议相同,200μg阴道给药,重复用药间隔较2017年单用米索前列醇建议长,主要为避免出现子宫强直收缩。

病例3 剖宫取胎

患者女性,36 岁,主因"孕 2 产 1,孕 27^{+5} 周,发现血压升高 23 天,胎儿脐动脉 S/D 断流 1 天"入院。

现病史:患者平素月经规律,经量中等,LMP:2018 年 2 月 15 日。孕 2 产 1,足月剖宫产史 5 年。

早孕期:停经 30 天,查早孕阳性,孕 8 周 B 超提示早孕,核实孕周准确。

孕 20 周自觉胎动,定期产检,NT 超声未见异常,无创 DNA 低风险,四维超声提示:小于孕周 2 周,余未见异常。

孕期空腹血糖 4.7mmol/L。入院前 3 周常规产检发现血压 150/100mmHg,转诊至天津某医院,测血压 190/130mmHg,尿常规尿蛋白 3+,无不适,建议住院治疗,拒绝。后患者自行前往天津另一家医院就诊,予以口服降压药＋静脉硫酸镁解痉治疗,静脉输注硫酸镁过程中,患者出现全身抖动,意识清楚,无呼吸困难等不适,予以静脉推注葡萄糖酸钙后好转,遂转诊至我院急诊,急诊以重度子痫前期收治入院。入院后予以解痉降压等治疗,患者血压控制于 130/80mmHg,24 小时尿蛋白结果:722mg,患者病情平稳,出院。出院后继续口服降压药、监测血压。入院前患者于本院行常规产检,测血压 168/112mmHg,尿蛋白(4+),B 超检查提示:中期妊娠,超声相当于 24$^+$ 周,胎儿小于孕周,胎儿脐动脉 S/D 断流,大脑中动脉 S/D 断流,急诊收治入院。

问题 1:诊断如何确定?

初步诊断:孕 2 产 1,孕 27^{+5} 周,结合患者末次月经、孕期超声可诊断。

1. **重度子痫前期** 患者孕 25 周出现血压升高,尿蛋白(4+),可诊断。

2. **瘢痕子宫** 结合患者既往剖宫产史可诊断。

问题 2:选择何种引产方法?

目前诊断明确,与患者及家属沟通目前病情,患者及家属要求终止妊娠,米非司酮联合宫颈注水球囊促宫颈成熟。口服米非司酮 150mg,后于产房行宫颈注水球囊置入术促进宫颈成熟,顺利,术中出血不多,患者安返病房。后患者出现腹部持续疼痛,P.V.检查单足先露。

问题3:出现此种情况,如何考虑及处理?

考虑患者瘢痕子宫,不能短期内经阴道分娩,与家属沟通后行急症剖宫取胎术,手术顺利,术中胎盘胎膜娩出完整顺利,于胎盘后可见积血,约200ml,子宫收缩可,术中出血不多。术后继续予以降压解痉等治疗,出院前复查超声提示产后子宫,子宫下段切口处未见异常。

点评:对于病例3,患者病情不稳定,血压控制不佳,且超声提示胎儿相当于24^+周,胎儿小于孕周,胎儿脐动脉S/D断流,大脑中动脉S/D断流,诸多情况均提示患者不宜继续妊娠,应建议终止妊娠。终止妊娠过程中,患者出现持续腹痛,且患者瘢痕子宫,应考虑胎盘早剥或先兆子宫破裂可能,这两者皆可严重危及母体生命安全,应尽快完成终止妊娠过程。但阴道检查提示单足先露,且存在瘢痕子宫,经阴道分娩风险高且短期内不能完成经阴道分娩,因此应果断考虑剖宫取胎以防止出现灾难性后果。

点评:

3个病例分析包含了3种中期妊娠药物引产的方法,包括:米非司酮+水囊引产、米非司酮联合米索前列醇、剖宫取胎。其中前两种为常规中期妊娠引产的方法,至于病例分析3剖宫取胎,不作为常规中期妊娠引产方法,仅作为补救措施或紧急情况下使用。

对于病例1及病例2,患者孕周分别为:孕25周、孕25^{+2}周,无合并症,因胎儿畸形行中期妊娠引产。对于此孕周,可选择的中期妊娠引产方法包括:米非司酮联合米索前列醇、单用米索前列醇、米非司酮联合水囊、羊膜腔注射依沙吖啶、米非司酮联合依沙吖啶。主要遵循的首要原则应为安全,其次考虑引产效率。根据2017年FIGO单用米索前列醇的建议,此孕周米索前列醇应用剂量为:200μg经阴道给药、舌下含服或口腔颊黏膜给药,间隔4小时1次。此两例病例,分别采用米非司酮+水囊引产、米非司酮联合米索前列醇进行中期妊娠引产,与指南推荐方法相比,口服米非司酮剂量有差别。目前指南均推荐在米非司酮可获得情况下,应采用联合用药策略,但米非司酮口服量为200mg,与病例1、病例2米非司酮剂量150mg不同。在病例 2 中,米索前列醇用法及用量与 2017 年 FIGO 单用米索前列醇建议相比,米索前列醇用量相同,不同点为,在首次阴道用米索前列醇后 6 小时患者无宫缩方追加一次,而 2017 年 FIGO 单用米索前列醇建议间隔 4 小时。此病例中,米索前列醇使用间隔较单用米索前列醇建议间隔时间长,原因主要出于引产安全考虑。

对于病例 3,患者合并重度子痫前期,超声提示胎儿脐动脉 S/D 断流,大脑中动脉 S/D 断流,患者血压控制不佳,患者孕 27^{+5} 周,超声亦提示不除外 FGR,因此患者与家属一致同意终止妊娠建议。对于此病例,患者合并重度子痫前期、瘢痕子宫,行中期妊娠引产时,引产方法选择相比病例 1 及病例 2 局限。虽然目前众多研究表明,对于瘢痕子宫,米非司酮联合米索前列醇引产并不增加子宫破裂风险,但毕竟子宫破裂为严重并发症,对孕妇构成生命威胁,因此应当谨慎。对于此病例,可采用宫颈注水球囊促进宫颈成熟。

患者合并瘢痕子宫,引产过程中宫缩发动后出现持续性腹痛,需要考虑存在先兆子宫破裂或胎盘早剥可能。本病例中患者单足先露,不能很快经阴道分娩,应果断改行剖宫取胎,避免出现子宫破裂或重度胎盘早剥,危及产妇生命。

在进行中期妊娠引产时,促进宫颈成熟可使引产效率增加,引产安全性提高,促宫颈成熟方法众多,主要包括:药物方法、机械方法。

宫颈管内注水球囊目前采用比较多的方法是宫颈管内放置 COOK 双球囊。宫颈阴道 COOK 双球囊通过囊内注射生理盐水后产生的压迫作用,机械性地刺激宫颈管,可以引起宫颈局部内源性前列腺素的合成和释放,达到促进宫颈成熟与软化的目的。

附表 1　2017 年 FIGO 单用米索前列醇建议与 2012 年比较

	2017 年 FIGO	2012 年 FIGO
孕周划分	<13 周、13~26 周和>26 周	未划分孕周,包含终止妊娠、难免流产、稽留流产、不全流产、死胎、治疗产后出血等方面
应用范围	12 周内药物流产、12~14 周手术流产宫颈准备	引产、药物流产、手术流产术前宫颈准备

附表 2 2017 年 FIGO 单用米索前列醇建议与其他指南比较

	2017 年 FIGO					2013 年 ACOG	2012 年 FIGO	2017 斯坦福大学医院	2018WHO
	<13 周	13~24 周	25~26 周	27~28 周	>28 周	13~26 周			
孕周	详细区分<13 周,13~26 周和>26 周					未细分孕周,概括为中期妊娠	12 周内药物流产、12~14 周手术流产、宫颈准备	未细分孕周,概括为中期妊娠	>12 周中期妊娠引产、14~28 周宫内死胎
应用范围	包含终止妊娠、难免流产、不全流产、稽留流产、死胎、治疗产后出血等方面					药物引产	引产、药物流产、手术流产、术前宫颈准备	药物引产	引产、孕中期宫内死胎、不全流产
米索前列醇应用方法						有米非司酮	—	—	大于 12 周的中期妊娠
终止妊娠	800µg s.l. 同隔 3 小时 或 p.v./bucc 同隔 3 小时 1 次(可重复 2~3 次)	400µg p.v./s.l./bucc 同隔 3 小时 1 次	200µg p.v./bucc/s.l. 同隔 4 小时 1 次	27~28 周:200µg p.v./s.l./bucc 同隔 4 小时 1 次	100µg p.v./s.l./bucc 同隔 4 小时 1 次	米非司酮 200mg p.o. 24-48 小时后:1. 米索前列醇 800µg p.v.,之后 400µg p.v. 或 400µg s.l.,最大剂量为 2000µg;2. 米索前列醇 400µg 口腔含化,之后每 3 小时加 1 次,最大量可至 2000µg	25µg 每 2 小时,p.o.;25µg 每 6 小时,p.v.	—	有米非司酮:米非司酮 200µg p.o.,24-48 小时后米索前列醇 400µg bucc,p.v.,s.l. 每 3 小时重复 1 次
						无米非司酮:1. 米索前列醇 400µg p.v. 每隔 3 小时加 1 次,s.l. 最大量 2000µg 对于初产妇,p.v. 优于 s.l.;2. 米索前列醇 600~800µg p.v.,之后每 3 小时 p.v. 或 s.l. 400µg,可能更有效			无米非司酮:400µg Bucc,p.v. 或 s.l. 每 3 小时重复 1 次
稽留流产	800µg p.v. 同隔 3 小时 ×2 或 600µg s.l. 同隔 3 小时 1 次 ×2	—	—	—	—	—	—	—	—

续表

		2017 年 FIGO	2013 年 ACOG	2012 年 FIGO	2017 斯坦福大学医学院	2018WHO
米索前列醇用方法	难免流产	200µg p.v./s.l./bucc 间隔 6 小时用 1 次	—	—	—	—
	不全流产	600µg p.o. 日 1 次 或 400µg s.l. 日 1 次 或 400~800µg p.v. 日 1 次	—	子宫大小≤13 周 400µg,1 次,s.l. 600µg,1 次,p.o. 400~800µg,1 次,p.v.	—	>13 周,400µg bucc,p.v. 或 s.l. 每 3 小时 1 次
	死胎	100µg p.v./s.l. /bucc 间隔 4 小时 1 次 200µg p.v./s.l./bucc 间隔 4~6 小时 1 次	2 5 µ g p.v./ 间隔 6 小时 1 次 或 25µg p.o. 间隔 2 小时 1 次	25µg,每 2 小时,p.o. 25µg,每 6 小时,p.v.	—	14~28 周死胎： 米非司酮 200mg p.o.,1~2 日后米索前列醇 400µg s.l. 或 p.v.,每 4~6 小时重复 1 次
特别说明		对于不全流产/难免流产,其具体用药剂量应根据子宫大小而定,而不是末次月经的时间				米非司酮与米索前列醇之间的推荐最小间隔为 24 小时
瘢痕子宫		对前次剖宫产的女性使用米索前列醇并不增加子宫破裂的风险				

注：1. WHO、ACOG 等米索前列醇使用的安全性考虑,米索前列醇使用剂量较大,基于人种、BMI 及药物动力学等方面存在区别,且我国目前尚缺少大样本中期妊娠药物引产数据,因此临床实践中,基于药物使用安全性考虑,米索前列醇用量应从小剂量开始试用,逐步摸索出适合我国的符合临床安全性要求的有效剂量。

2. 因米索前列醇存在严重过敏等不良反应,因此应在有条件医疗机构规范使用,以应对其可能引起的喉头水肿、过敏性休克等严重不良反应。目前仍为超说明书用药,需充分知情保证临床使用用药安全。

第 四 章

《2019年剖宫产术后子宫瘢痕憩室诊治专家共识》解读·病案分析

杨 清

中国医科大学附属盛京医院

引 言

剖宫产术后子宫瘢痕憩室（cesarean scar diverticulum，CSD）又称为剖宫产术后子宫瘢痕缺损（previous cesarean scar defect，PCSD），指剖宫产术后子宫切口愈合不良，子宫瘢痕处肌层变薄，形成一与宫腔相通的凹陷或腔隙，导致部分患者出现一系列相关的临床症状，是剖宫产术后远期并发症之一，发生率为19.4%~88.0%。我国剖宫产率相对较高，该疾病目前在临床工作中较常见。CSD对患者的日常生活以及再次妊娠均可造成不良影响，因此，正确诊断并采取合理的治疗方案显得尤为重要。2019年中华医学会计划生育学分会综合国内外的研究结果，经讨论形成了关于CSD的中国专家共识。

解 读 细 则

一、2019年剖宫产术后子宫瘢痕憩室诊治专家共识

（一）发病原因

确切发病原因尚不清楚，考虑与以下因素有关：

1. 剖宫产手术的相关因素

（1）子宫切口位置：建议剖宫产术子宫切口选择在膀胱子宫

反折腹膜下 1~2cm,如切口位置选择不当,子宫切口上下缘厚薄相差较大,缝合时容易对合不严、组织复位不良,从而影响切口愈合造成 CSD;择期剖宫产术,子宫下段未充分延长,切口位置容易选择过高,而产程中的剖宫产术,子宫下段过度拉长,切口位置容易选择过低,子宫下段较薄,均可影响切口愈合而造成 CSD。

（2）子宫切口缝合方法:子宫切口缝合疏密或松紧度不当均易导致切口愈合不良形成潜在腔隙（即 CSD）。切口缝合时包含子宫内膜与否、单层或者双层缝合、连续或间断缝合等均与切口愈合密切相关。另外,缝线材料的选择也与切口愈合密切相关,使用单股可吸收缝线相较于多股可吸收缝线更容易促进切口愈合,增加子宫前壁下段肌层厚度。

（3）剖宫产术次数:子宫前壁下段肌层厚度与剖宫产术次数呈负相关,子宫前壁下段肌层厚度越薄、剖宫产术时孕周越大,发生 CSD 的风险越高。

2. **感染因素**　胎膜早破、宫腔感染、生殖道炎症等造成剖宫产术后子宫切口感染的风险增加。

3. **全身状态**　产后若贫血、低蛋白血症或者围术期使用大剂量激素等高危因素可导致子宫切口愈合不良。

4. **其他因素**　子宫切口发生子宫内膜异位症,反复的子宫内膜增生、脱落出血,造成异位病灶压力增加而向宫腔内破裂形成 CSD。后位子宫及胎儿体重较大的孕妇剖宫产术后更易发生 CSD。

（二）临床表现

CSD 患者多无明显的临床症状,有症状者仅约 6.9%,主要表现为异常阴道流血、继发性不孕、慢性盆腔痛、经期腹痛等;其中异常阴道流血为最主要的症状,表现为与剖宫产术前相比,剖宫产术后月经周期正常,但出现经期延长、经间期阴道流血、性交后阴道流血,且这些症状不能用其他妇科疾病所解释,目前报道,异常阴道流血症状的轻重与 CSD 憩室的大小密切相关。

CSD 的分型方法众多,但尚无针对不同分型进行个体化治疗的方案,因此,分型对于临床的指导意义欠佳。目前按形状可分为囊状憩室和细线状憩室缺损;按位置可分为宫腔下段、子宫颈峡部和子宫颈上段;按照大小可分为肌层缺损<80% 的龛影

（niche）和肌层缺损≥80% 的切口裂开（dehiscence）。附表所示最新的分型结合临床症状和憩室大小等按评分计算分为 3 度:2~3 分为轻度,4~6 分为中度,7~9 分为重度。目前分型方法尚不统一。

（三）诊断

CSD 的诊断应根据患者病史、症状及影像学检查进行综合判断,诊断标准如下:①1 次或多次子宫下段剖宫产术史;②可有以月经期延长、月经淋漓不尽为表现的异常阴道流血并排除了引起这些症状的其他疾病,也可有慢性盆腔痛、不孕等其他临床症状;③三维经阴道超声（transvaginal ultrasonography,TVUS）、子宫输卵管造影（hysterosalpingography,HSG）、宫腔声学造影（sonohysterography,SHG）、MRI 及宫腔镜检查等辅助检查手段有特征性的表现。

1. TVUS（图 4-1） 最简便、最常用的检查方法,但敏感度及特异度均不高,最佳检查时机需在有临床症状时,即月经期或阴道不规则流血时。典型的超声影像学表现为子宫前壁下段剖宫产术后子宫切口处浆膜层连续而肌层不连续,存在 1 个或数个边缘模糊的楔形或囊状液性暗区,尖端突向浆膜面且与宫腔相通,此处子宫肌层厚度减小。

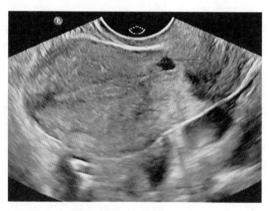

图 4-1　TVUS

2. HSG　表现为子宫下段的囊状结构或呈线状、带状缺损。检查时需向宫腔内加压注入造影剂,目前已逐渐被 SHG 所取代。

3. SHG（图 4-2） 将超声造影剂（通常为 0.9% 氯化钠 30~50ml）注入宫腔，经阴道行超声检查，待子宫前后壁内膜充分分离，见典型的子宫下段楔形或囊状液性暗区；同时观察子宫内膜及宫腔内是否有占位性病变。由于造影剂增加了病变与宫壁之间的对比度，诊断的特异度及敏感度与 TVUS 相比均较高，尤其是对于无症状的 CSD 患者也有良好的诊断作用。

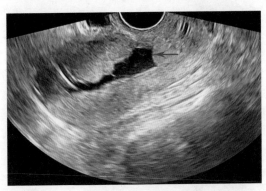

图 4-2　SHG

4. MRI（图 4-3） 其特征表现为子宫前壁下段可见瘢痕影，局部变薄，龛影与宫腔相通。CSD 信号表现为 T_1 加权成像（WI）等信号或高信号、T_2WI 高信号，其矢状位龛影形态大致可分为浅凹陷、三角形、小囊形及囊袋形 4 种。MRI 扫描 T_2 序列子宫瘢痕处呈低信号，对应部位的局部子宫肌层变薄，宫腔面内陷。T_1WI 序列增强扫描显示成熟的子宫瘢痕供血少，不强化或轻度强化，憩室显示明显，与宫腔相通。MRI 检查在显示软组织方面更具优势，能从多个平面更好地观察子宫瘢痕部位和所有子宫肌层的中断情况，缺点为价格较为昂贵。

5. **宫腔镜检查**（图 4-4） 宫腔镜下可见子宫峡部前壁剖宫产术后子宫切口处凹陷形成憩室结构，切口下缘的纤维组织形成"活瓣"，凹陷内可见陈旧积血或黏液，憩室内局部血管增生、迂曲扩张，有时可见较薄的子宫内膜生长。因宫腔镜的直视性等优点被认为是诊断 CSD 的最佳方法。

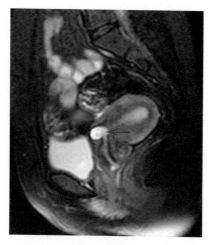

图 4-3　MRI

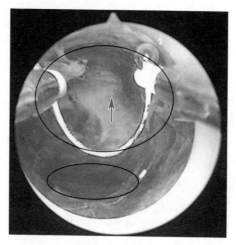

图 4-4　宫腔镜

（四）治疗

1. **药物治疗**　通常选择短效口服避孕药,主要适用于以异常子宫出血为临床表现、目前无生育要求、拒绝接受手术患者的短期治疗。目前推荐使用 3 个周期,可改善患者异常子宫出血的症状,但对促进憩室愈合无作用,停药后症状复发率高,多数学者建议将其作为辅助治疗方案。另有左炔诺孕酮宫内缓释系统、中医中药等治疗方案的报道;由于目前药物治疗方案多为个案报道,因此长期应用的疗效及不良反应仍需观察。

2. **手术治疗**

(1)手术治疗的主要原则:通过切除或烧灼憩室内异常的黏膜组织和扩张增生的血管,从而达到改善症状的目的;对于有生育需求的患者,需同时加厚子宫切口处组织的厚度。

(2)手术指征:诊断为CSD且有相应的临床症状,影响患者的生命质量,患者有治疗需求。

(3)手术方法:目前的手术方法主要以微创手术为主,包括宫腔镜手术、腹腔镜(可联合宫腔镜)手术及阴式手术。

1)宫腔镜手术(图4-5):通过切开阻碍经血流出的憩室下壁组织及电凝破坏憩室内的内膜达到改善症状的目的,术中可同时诊断和治疗子宫内膜病变,包括子宫内膜息肉、增生等。适用于子宫前壁下段肌层厚度≥3mm的CSD患者。此种手术的优点为手术创伤小、术后恢复快,异常子宫出血症状改善率可达80%。但由于宫腔镜电切术无法修复子宫局部的缺损,甚至使子宫瘢痕处更加菲薄,再次妊娠时需警惕子宫破裂的风险。术中操作时建议联合超声监测,可有效避免子宫穿孔、膀胱损伤及子宫血管损伤等手术并发症。有再生育要求的患者,如子宫前壁下段肌层厚度≥3mm可选择宫腔镜手术,但应充分告知,再次妊娠时有子宫破裂的风险;如子宫前壁下段肌层厚度<3mm,不推荐宫腔镜手术治疗。

2)腹腔镜手术:适用于子宫前壁下段肌层厚度<3mm且有再生育要求的患者。腹腔镜视野广,能全面探查盆腹腔情况;首先分离粘连,充分暴露并下推膀胱,在宫腔镜指引下行透光试验(图4-6)准确定位CSD憩室的部位,充分切除憩室并修复子宫缺损。与单纯宫腔镜手术相比,腹腔镜手术(图4-7)能够修复、加固剖宫产术后子宫瘢痕处的肌层,同时能一定程度纠正子宫的倾屈度。此种手术治疗CSD的有效率高达95%。缺点为缝合时组织对合困难,需要有丰富腹腔镜手术经验的医师进行操作;另外,此手术术后需避孕等待切口愈合后才可再次妊娠;且

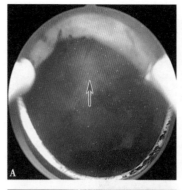
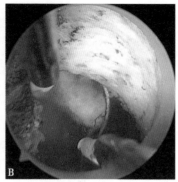
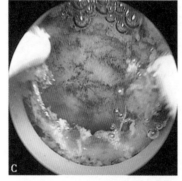

图 4-5 宫腔镜手术
A. 宫腔镜所见；B. 切开 CSD 下缘瘢痕；C. 电凝憩室内膜

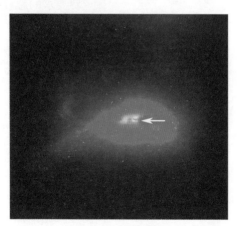

图 4-6 透光试验

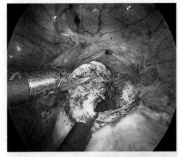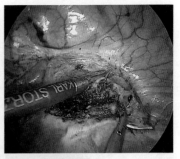

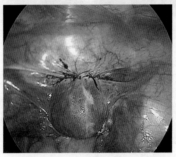

图 4-7　腹腔镜传统方法

愈合时有不确定性,仍有再次形成 CSD 的可能,术前需向患者充分告知。腹腔镜下"折叠对接缝合法"是一种改良的腹腔镜手术方法(图 4-8),此方法在保留剖宫产术后子宫瘢痕完整性的基础上修复憩室,相比于传统的腹腔镜手术方法,可有效缩短术后避孕时间,同时由于腹腔镜操作过程不与宫腔相通,降低了围术期感染的风险,尤其适用于部分年龄较大且生育要求迫切的患者。

3) 阴式手术:经阴道修复憩室也是治疗 CSD 的有效的微创方法,其改善 CSD 异常子宫出血的总体有效率约为 90%。阴式手术中应注意充分推开膀胱,避免膀胱损伤的可能。该手术方法的局限性在于术野暴露较困难,要求术者熟练掌握阴式手术的操作技巧,对于憩室的正确定位很大程度上依赖于术者的经验。

4) 开腹手术:对于盆腹腔粘连重、CSD 憩室较大的患者有一定的应用价值。由于创伤大,术后恢复慢,目前临床不作为首选治疗方法。

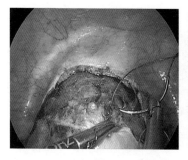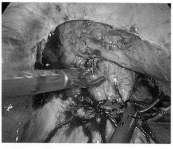

图 4-8　腹腔镜下"折叠对接缝合法"

（4）**手术后的处理要点**：根据所选术式，术后应使用抗生素预防感染，如有贫血或低蛋白血症，应及时对症处理，以尽量去除影响切口愈合的不良因素。同时需指导患者术后随访，随访内容应包括临床症状恢复情况以及影像学检查结果，如恢复效果不理想，可酌情联合药物治疗；对于有生育要求者，根据手术情况做好术后避孕指导，妊娠后在孕早期及时行超声检查以确认孕囊位置，早期识别并处理CSP；孕中、晚期加强母儿监测，关注凶险性前置胎盘及子宫破裂等严重并发症发生的可能，对于部分高危患者终止妊娠时应做好多学科协作的准备。

（5）**术后疗效评估标准**，建议参考如下：①与CSD相关的临床症状消失，为治愈；②与CSD相关的临床症状较术前明显改善，为好转；③与CSD相关的临床症状无改变，则为无效。依据选择术式的不同，术后影像学检查绝大部分CSD消失、局部肌层较术前增厚或无变化，术后临床疗效的评估标准应以与CSD相关的临床症状的改善为标准。

（6）**CSD相关手术对于生育力的影响**：根据患者的自身情况及残余子宫肌层厚度（residual myometrial thickness）选择合适的手术治疗方法，可改善CSD继发不孕患者的生育力。经宫腹腔镜手术治疗后总体妊娠率约为60%。关于CSD行手术治疗是否能够降低再次发生瘢痕妊娠及子宫破裂的风险，目前仍无统一结论。

（7）**CSD术后再次妊娠的时机**：国内医师通常基于现有的循证医学证据及自己的临床经验，告知患者行CSD修补手术后再次妊娠的时间。对于行腹腔镜子宫瘢痕切除术及修补术治疗的 CSD 患者,由于子宫切口的最佳愈合时间为术后 2~4 年,建议术后避孕 2 年;而对于腹腔镜下"折叠对接缝合法"及宫腔镜手术者,由于没有破坏子宫的完整性,可适当缩短避孕时间,术后 6 个月以上可酌情计划妊娠(基于小样本量临床研究的结果)。当 CSD 患者经治疗后再次妊娠时,首先应行超声检查以除外 CSP,一旦诊断 CSP,应早期终止妊娠;对于正常妊娠患者,需充分告知妊娠期的风险,加强孕期母儿监测,如有子宫破裂征兆,应及时就诊;分娩前充分评估,选择合适的方式终止妊娠,以减少不良事件的发生。目前认为,CSD 不是阴道分娩的绝对禁忌证,但多数学者认为这类患者应选择剖宫产术作为分娩方式。

(五)结语

CSD 已成为临床常见病之一,治疗原则是改善临床症状、消除憩室、恢复解剖结构、降低再次妊娠并发症。同时,更应该认识到预防 CSD 的发生才是关键,严格把握剖宫产术指征,降低剖宫产率才是预防 CSD 的根本。在剖宫产术无法避免时,手术中应重视选择合适的手术时机以及子宫切口位置,剖宫产术中严格执行无菌操作避免术后感染的发生,术中应充分清除蜕膜、胎盘组织并确切止血,子宫切口缝合时应注意缝合技术以及选择适当的缝线。

二、2019 年剖宫产术后子宫瘢痕憩室诊治专家共识更新要点

此共识是我国首次关于剖宫产术后子宫瘢痕憩室的诊治共识,目前尚无相关指南、其他共识可对比、更新。

三、2019 年剖宫产术后子宫瘢痕憩室诊治专家共识解读

1. 统一该疾病的中文名称为剖宫产术后子宫瘢痕憩室,此名称能突出该疾病为剖宫产术后的远期并发症,且憩室位置在子宫瘢痕处,另参考 CSP 的中文名称(剖宫产术后子宫瘢痕妊娠)。

2. 发病原因为剖宫产术后子宫切口愈合不良,最主要的影响因素为不合理的剖宫产手术方法及时机。

3. CSD 患者多数无明显临床症状,有症状者以异常阴道流血最常见,其他症状较少见,且不易与该疾病相鉴别。

4. 经阴道超声是最常用的辅助检查方法,宫腔超声造影对

于无症状的 CSD 患者有良好的诊断作用,MRI 检查较经阴道超声检查有更高的诊断准确率,宫腔镜检查是诊断的金标准。

5. 对于有异常阴道流血症状、无生育要求、拒绝接受手术患者,可选择药物治疗,临床上常用短效口服避孕药,但停药后症状易反复,可作为其他手术治疗后的辅助治疗方案。

6. 对于行手术治疗的患者,主要根据剖宫产子宫瘢痕处残余肌层厚度来选择手术方案,如≥3mm,可选择宫腔镜手术处理;如<3mm,建议行剖宫产子宫瘢痕切除术及子宫修补术(选择腹腔镜或阴式手术)。对于部分生育要求迫切患者,根据情况可选择腹腔镜下"折叠对接缝合"方法,以尽量缩短术后避孕时间。

7. 手术后应关注去除影响切口愈合不良的因素,包括预防感染、纠正贫血及低蛋白状态等。

8. 术后疗效评价标准应以 CSD 相关症状的改善为主要评价标准,影像学检查下 CSD 的改变为次要评价标准。

9. 手术可以提高 CSD 合并不孕症患者的生育力,但样本量较少,仍需扩大数据后继续探讨。

10. 对于有再生育要求的患者,术后需避孕。对于行宫腔镜及腹腔镜下"折叠对接缝合"手术的 CSD 患者,术后避孕 6 个月以上后酌情计划妊娠,对于行剖宫产子宫瘢痕切除术及子宫修补术者,建议术后避孕 2 年。

11. CSD 不是阴道分娩的禁忌证,但建议剖宫产术作为分娩方式。

12. 降低剖宫产率以及当剖宫产术无法避免时针对切口愈合不良形成原因进行针对性处理,是预防 CSD 的根本。

评价与展望

此共识是我国首次关于剖宫产术后子宫瘢痕憩室的诊治共识,目前尚无其他指南及共识可供参考,文中观点提出多依据小样本病例研究结果,随着临床工作深入,会有更可靠的临床研究结果支持共识更新,同时本疾病不同于其他疾病(如宫颈癌、剖宫产术后子宫瘢痕妊娠等)术前已有临床分期或分型,期待通过后续临床工作的逐步开展制定出关于 CSD 的临床分型,从而指导临床制订个体化的治疗方案。

参考文献

1. Cheng XY,Cheng L,Li WJ,et al. The effect of surgery on subsequent pregnancy outcomes among patients with cesarean scar diverticulum. Int J Gynaecol Obstet,2018,141:212-216.

2. Chen Y,Han P,Wang YJ,et al. Risk factors for incomplete healing of the uterine incision after cesarean section. Arch Gynecol Obstet,2017,296 (2):1-7.

3. Voet LLFV,Vaate AMJB,Heymans MW,et al.Prognostic Factors for Niche Development in the Uterine Caesarean Section Scar.Eur J Obstet Gynecol Reprod Biol,2017,213:31-32.

4. Pomorski M1,Fuchs T,Rosner-Tenerowicz A,et al.Morphology of thecesarean sectionscarin the non-pregnant uterus after one electivecesarean section.Ginekol Pol,2017,88(4):174-179.

5. Vachon-Marceau C,Demers S,Bujold E,et al. Single versus double-layer uterine closure at cesarean:impact on lower uterine segment thickness at next pregnancy.Am J Obstet Gynecol,2017,217(1):65.e1-65.e5.

6. Alper Basbug,Ozan Dogan,AskıEllibes Kaya,et al. Does suture material affect uterine scar healing after cesarean section? Results from a randomized controlled trial.Investigave Surgery,2018,32(8):763-769.

7. Pomorski M,Fuchs T,Rosner-Tenerowicz A,et al. Standardized ultrasonographic approach for the assessment of risk factors of incomplete healing of thecesarean sectionscarin the uterus.Eur J Obstet Gynecol Reprod Biol,2016,205:141-145.

8. Schepker N,Garcia-Rocha GJ,von Versen-Höynck F,et al. Clinical diagnosis and therapy of uterine scar defects after caesarean section in non-pregnant women. Arch Gynecol Obstet,2015,291(6):1417-1423.

9. Sipahi S,Sasaki K,Miller CE.The minimally invasive approach to the symptomatic isthmocele-what does the literature say? A step-by-step

primer on laparoscopic isthmocele-excision and repair.Curr Opin Obstet Gynecol,2017,29(4):257-265.

10. Abacjew-Chmylko A,Wydra DG,Olszewska H.Hysteroscopy in the treatment of uterinecesarean sectionscardiverticulum:A systematic review.Adv Med Sci,2017,62(2):230-239.

11. 张宁宁,王光伟,杨清.剖宫产子宫瘢痕憩室52例的临床诊治分析.生殖医学杂志,2017,26(4):331-335.

12. 张宁宁,王光伟,杨清.腹腔镜下不同方法修复剖宫产子宫瘢痕憩室的临床疗效分析.中国医科大学学报,2017,46(9):853-856.

13. Tanimura S,Funamoto H,Hosono T,et al. New diagnostic criteria and operative strategy forcesareanscarsyndrome:Endoscopic repair for secondary infertility caused bycesareanscardefect.J Obstet Gynaecol Res,2015,41(9):1363-1369.

14. 中国医师协会生殖医学专业委员会.高龄女性不孕诊治指南.中华生殖与避孕杂志,2017,37(2):87-100.

15. 子宫肌瘤的诊治中国专家共识专家组.子宫肌瘤的诊治中国专家共识.中华妇产科杂志,2017,52(12):793-800.

16. 洪燕语,贺晶.子宫瘢痕憩室对再生育的影响.中华围产医学杂志,2016,19(9):684-687.

病 案 分 析

病例1

患者女性,30岁,以"月经淋漓不净2年"为主诉门诊就诊。

现病史:既往月经规律,初潮14岁,5/28天,量正常,无经期腹痛。2年前开始出现月经淋漓不净,最长可持续20天,量略多于月经量,无腹痛,无其他不适,口服中成止血药治疗后略有缓解。

既往史:5年前因诊断巨大儿于妊娠39^{+6}周行择期子宫下段剖宫产术。否认药物及食物过敏史,否认高血压、糖尿病、心脏病等慢性病史,否认肝炎、结核等传染病史,否认外伤、输血史。

一般查体:T 36.5℃,P 82次/min,BP 110/72mmHg,神清,无贫血貌,双肺呼吸音清,心律齐,无杂音,腹部平坦,耻骨联合上2cm可见长约10cm横行手术瘢痕,愈合良好;肝脾肋下未触及,腹部无压痛、反跳痛及肌紧张,移动性浊音阴性,四肢活动自如,双下肢无水肿。

妇科检查:外阴发育正常,阴道通畅,分泌物正常,宫颈常大光滑,子宫前倾前屈位,双附件未触及异常。

彩超回报:子宫前倾位,大小约 8.4cm×5.2cm×3.5cm,子宫前壁颈峡部见 1.7cm×2.2cm×0.8cm 液性区,似与宫腔相通,左卵巢大小约 3.0cm×2.3cm,其表面可见 1.0cm×0.8cm 液性区,边界清,内呈无回声,右卵巢大小约 3.0cm×1.4cm。右附件未见明显占位性病变。盆腔可见深约 1.9cm 游离液体(图 4-9)。

TCT:NILM。HPV:阴性。

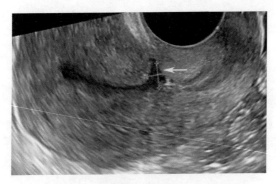

图 4-9　彩超

问题 1:针对以上症状,为分析临床诊断该患者需做哪些检查?

该患者主要症状为异常子宫出血,首先需完善血常规、凝血功能、彩超、TCT、HPV 检查,必要时需行宫腔镜及激素检测。

问题 2:该患者目前初步考虑哪种疾病?

初步诊断:剖宫产术后子宫瘢痕憩室。

诊断依据:①临床表现:月经淋漓不净 2 年;②既往史:5 年前行择期子宫下段剖宫产术;③彩超检查:子宫后倾位,大小约 8.4cm×5.2cm×3.5cm,子宫前壁颈峡部见 1.7cm×2.2cm×0.8cm 液性区,似与宫腔相通。

问题 3:还可做哪些检查进一步明确诊断?

主要有 3 种检查方法:①宫腔超声造影:诊断的特异度及敏

感度与TVUS相比均较高,尤其是对于无症状的CSD患者有更好的诊断作用;②盆腔MRI:在显示软组织方面更有优势,能清晰看到憩室及与膀胱之间的关系;③宫腔镜检查:被认为是诊断的金标准,典型的镜下表现为子宫颈峡部剖宫产子宫切口处凹陷形成憩室结构,切口下缘的纤维组织形成"活瓣",凹陷内可见陈旧积血或黏液,憩室内局部血管增生、迂曲扩张,有时可见较薄的子宫内膜生长(图4-10)。

> **点评**:对于既往有剖宫产病史,术后出现异常子宫出血、不孕、慢性盆腔痛等症状,应注意有无剖宫产术后子宫瘢痕憩室发生可能,彩超是最常用的检查方法,最佳检查时间是月经期或有异常子宫出血时,必要时可行宫腔超声造影及MRI检查进一步明确病变,宫腔镜检查是金标准。

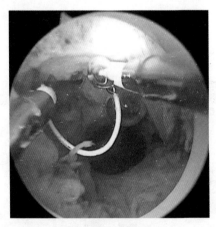

图4-10 宫腔镜

病例2

患者女性,33岁,以"剖宫产术后7年,月经淋漓不净4年"为主诉就诊。

现病史:既往月经规律,初潮12岁,6~7/28~30天,量正常,无经期腹痛。7年前于妊娠39^{+1}周因阴道试产失败行剖宫产术,术后发热最高39.5℃,系统抗感染治疗后好转出院。4年前开始出现月经淋漓不净,最长可持续10天,量近月经量,色暗红,行彩超检查提示:子宫后倾位,大小约 8.2cm×5.0cm×3.9cm,子宫前壁颈峡部肌层不连续,可见液性区,该处肌层厚度约 4.2mm。

既往史:否认药物及食物过敏史,否认高血压、糖尿病、心脏病等慢性病史,否认肝炎、结核等传染病史,否认外伤、输血史。

一般查体:T 36.3℃,P 66 次 /min,BP 121/69mmHg,神清,无贫血貌,双肺呼吸音清,心律齐,无杂音,腹部平坦,耻骨联合上 2cm 可见长约 10cm 手术瘢痕,愈合良好,肝脾肋下未触及,腹部无压痛、反跳痛及肌紧张,移动性浊音阴性,四肢活动自如,双下肢无水肿。

妇科检查:外阴发育正常,阴道通畅,分泌物正常,宫颈常大光滑,子宫后倾后屈位,双附件未触及异常。

辅助检查:彩超回报:子宫后倾位,大小约 8.2cm×5.0cm×3.9cm,子宫前壁颈峡部肌层不连续,可见液性区,该处肌层厚度约 4.2mm,双附件未见明显占位性病变。盆腔可见深约 1.5cm 游离液体(图 4-11)。

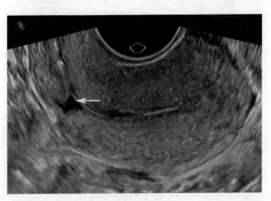

图 4-11　彩超

问题 1:目前考虑何种疾病,可选择何种治疗方案?

患者既往曾行剖宫产术,术后出现异常出血症状,超声检查提示子宫颈峡部肌层不连续,目前考虑剖宫产术后子宫瘢痕憩室可能性大,追问患者病史,患者无生育要求,可首先选择非手术治疗方案,如无使用口服避孕药禁忌,可口服避孕药 3 个月,如有用药禁忌或药物治疗无效,则可考虑选择宫腔镜手术。

问题2:除口服避孕药以外,还有哪些非手术治疗方案?

使用左炔诺孕酮宫内缓释系统,还有中医中药等治疗方案的报道;由于目前药物治疗方案多为个案报道,因此长期应用的疗效及不良反应仍需观察。

点评:对于有异常子宫出血症状且无生育要求的剖宫产术后子宫瘢痕憩室患者,可首先尝试药物治疗方案,治疗前需排除相关用药禁忌,但药物治疗停药后有症状复发可能,且目前尚无统一的药物治疗后长期管理方案。治疗前需向患者交代不同治疗方案的优缺点。

病例3

患者女性,40岁,以"剖宫产术后5年,月经淋漓不净2年"为主诉就诊。

现病史:既往月经规律,初潮13岁,5~7/26~28天,量正常,无经期腹痛。5年前于妊娠39周因"瘢痕子宫;分娩先兆"行剖宫产术,手术过程顺利。2年前开始出现月经淋漓不净,最长可持续半个月,行彩超检查考虑剖宫产子宫瘢痕憩室可能性大,曾口服避孕药3个月,停药1个月后症状再次出现,无生育要求。

既往史:10年前因"可疑胎儿宫内窘迫"急诊行子宫下段剖宫产术。否认药物及食物过敏史,否认高血压、糖尿病、心脏病等慢性病史,否认肝炎、结核等传染病史,否认外伤、输血史。

一般查体:T 36.4℃,P 69次/min,BP 119/63mmHg,神清,无贫血貌,双肺呼吸音清,心律齐,无杂音,腹部平坦,耻骨联合上2cm可见长约10cm横行手术瘢痕,愈合良好,肝脾肋下未触及,腹部无压痛、反跳痛及肌紧张,移动性浊音阴性,四肢活动自如,双下肢无水肿。

妇科检查:外阴发育正常,阴道通畅,分泌物正常,宫颈呈慢性炎症改变,子宫后倾后屈位,双附件未触及异常。

辅助检查:彩超回报:子宫后倾位,大小约8.4cm×5.1cm×3.5cm,子宫前壁颈峡部肌层不连续,可见液性区,该处肌层厚度约3.9mm,双附件未见明显占位性病变。盆腔可见深约1.7cm游离液体(图4-12)。

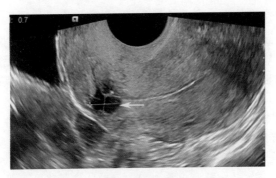

图 4-12 彩超

问题 1：为该患者选择何种治疗方案？

患者既往曾使用药物治疗，停药后症状再次出现，说明药物治疗效果不佳，彩超提示子宫下段残余肌层厚度为 3.9mm（>3mm），患者无生育要求，可选择宫腔镜手术。

问题 2：如行手术治疗，如何评价术后恢复效果？

术后疗效评估标准，建议参考如下：①与 CSD 相关的临床症状消失，为治愈；②与 CSD 相关的临床症状较术前明显改善，为好转；③与 CSD 相关的临床症状无改变，则为无效。术后临床疗效的评估标准应以与 CSD 相关的临床症状的改善为标准。

点评：对于药物治疗无效的患者，可采取手术治疗方案，该患者子宫前壁下段肌层厚度>3mm，可选择宫腔镜手术治疗，术前需向患者交代宫腔镜手术仅以缓解症状为治疗目的（术后疗效有个体差异性），并不能改善剖宫产切口瘢痕处子宫肌层厚度，如有再次生育要求，仍需警惕有子宫破裂可能（图 4-13）。

病例 4

患者女性，33 岁，以"剖宫产术后 5 年，月经淋漓不净 2 年"为主诉就诊。

现病史：既往月经规律，初潮 12 岁，6/28 天，量正常，无经期腹痛。5 年前于妊娠 39 周因"臀位"行剖宫产，手术过程顺利。2 年前开始出现月经淋漓不净，最长可持续 10 天，量近月经量，色暗红，行彩超检查考虑剖宫产子宫瘢痕憩室可能性大，现有生育要求，为求进一步诊治住院。

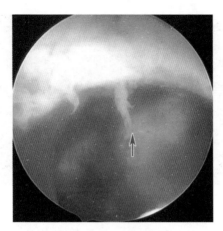

图 4-13　宫腔镜

既往史:否认药物及食物过敏史,否认高血压、糖尿病、心脏病等慢性病史,否认肝炎、结核等传染病史,否认外伤、输血史。

一般查体:T 36.5℃,P 72 次 /min,BP 123/67mmHg,神清,无贫血貌,双肺呼吸音清,心律齐,无杂音,腹部平坦,耻骨联合上 2cm 可见长约 10cm 手术瘢痕,愈合良好,肝脾肋下未触及,腹部无压痛、反跳痛及肌紧张,移动性浊音阴性,四肢活动自如,双下肢无水肿。

妇科检查:外阴发育正常,阴道通畅,分泌物正常,宫颈常大光滑,子宫后倾后屈位,双附件未触及异常。

辅助检查:彩超回报:子宫后倾位,大小约 8.4cm×5.1cm×3.5cm,子宫前壁颈峡部肌层不连续,仅可见浆膜层,该处厚度约1.1mm,双附件未见明显占位性病变。盆腔可见深约 1.7cm 游离液体(图 4-14)。

问题 1:对于该患者应选择何种治疗方案?

手术治疗,不应选择宫腔镜手术,根据子宫前壁下段肌层厚度应选择 CSD 切除术＋子宫修补术,具体手术路径应以腹腔镜、阴式手术为主。

问题 2:如该患者 35 岁以上或生育要求迫切,该如何选择方案?

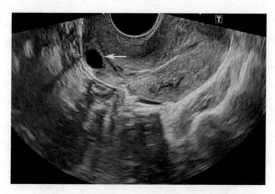

图 4-14 彩超

根据情况可选择腹腔镜下"折叠对接缝合法",此方法在保留剖宫产术后子宫瘢痕完整性的基础上修复憩室,相比于传统的腹腔镜手术方法,可有效缩短术后避孕时间(图 4-15)。

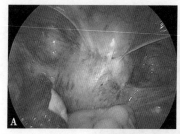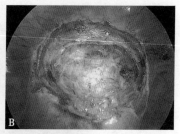

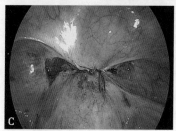

图 4-15 腹腔镜手术
A. 腹腔镜所见;B. 暴露憩室并修复;C. 术后所见;

问题 3:手术后有哪些处理要点?
术后应使用抗生素预防感染,如有贫血或低蛋白血症,应及时对症处理,以尽量去除影响切口愈合的不良因素。同时需指导患者术后随访,随访内容应包括临床症状恢复情况以及影像学检查结果,如恢复效果不理想,可酌情联合药物治疗;对于有生育要求者,根据手术情况做好术后避孕指导,妊娠后在孕早期及时行超声检查以确认孕囊位置,早期识别并处理CSP;孕中、晚期加强母儿监测,关注凶险性前置胎盘及子宫破裂等严重并发症发生的可能,对于部分高危患者终止妊娠时应做好多学科协作的准备。

问题4:如有生育要求,CSD经手术治疗后避孕时间?

对于行剖宫产子宫瘢痕憩室切除术+子宫修补术的患者,建议避孕2年;对于行腹腔镜下"折叠对接缝合法"或宫腔镜手术的患者,建议避孕6个月。

点评:该患者有异常子宫出血症状,有生育要求,彩超提示子宫前壁下段肌层厚度<3mm,应选择剖宫产子宫瘢痕憩室切除术+子宫修补术,对于高龄或生育要求迫切的患者,部分患者可采取"折叠对接缝合法"修复CSD,术后根据术式采取不同的避孕时间,再次妊娠时仍需早期行超声检查明确孕囊位置,妊娠晚期警惕子宫破裂、凶险性前置胎盘等严重并发症发生可能。

病例5

患者女性,28岁,以"剖宫产术后5年,月经淋漓不净2年"为主诉就诊。既往月经规律,初潮12岁,6/28天,量正常,无经期腹痛。5年前于妊娠39^{+6}周天行阴道试产,宫颈口开大5cm,因可疑胎儿宫内窘迫急诊行子宫下段剖宫产术,剖娩一男活婴,体重4580g。3年前开始出现月经淋漓不净,最长可持续20天,量近月经量,色暗红,行彩超检查考虑剖宫产子宫瘢痕憩室可能性大。

问题1:该患者CSD可能的形成原因?

CSD的形成与切口愈合不良有关,该患者为急诊剖宫产术,已进入产程使子宫下段过度拉长,剖宫产时子宫切口位置容易选择过低,而且子宫下段较薄,可影响切口愈合;巨大儿容易形成CSD;另需追问病史,围术期是否有贫血、感染等状态,这些不良因素均可导致形成CSD。

问题 2：该怎样预防 CSD 发生？

严格把握剖宫产术指征，降低剖宫产率才是预防 CSD 的根本。在剖宫产术无法避免时，手术中应重视选择合适的手术时机以及子宫切口位置，剖宫产术中严格执行无菌操作避免术后感染的发生，术中应充分清除蜕膜、胎盘组织并确切止血，子宫切口缝合时应注意缝合技术以及选择适当的缝线。

点评：剖宫产术后子宫憩室发生确切机制不明，可能与剖宫产子宫切口愈合不良有关，多种因素均可影响切口愈合，当剖宫产术无法避免时，需针对发病原因进行预防或有针对性的处理。

附表　推荐剖宫产术后子宫瘢痕憩室严重程度评估标准
（Towel AM，et al. 2013）

类别	分数
经阴式彩超测量残余子宫肌层厚度（mm）	
>2.5	1
≤2.5	3
残余子宫肌层百分比（%）	
>50	1
20~50	2
<20	3
子宫瘢痕（个）	
1	0
>1	1
剖宫产次数	
1	0
>1	1
异常子宫出血	
无	0
有	1

2~3 分为轻度，4~6 分为中度，7~9 分为重度

第 五 章

《剖宫产瘢痕妊娠诊治专家共识》
解读·病案分析

张雪松　顾向应
天津医科大学总医院

引　言

　　剖宫产瘢痕妊娠(cesarean scar pregnancy,CSP)指受精卵着床种植在子宫剖宫产瘢痕处的一种少见的异位妊娠。近年来,随着剖宫产率的增加以及我国两孩政策的开放,CSP 作为剖宫产术的远期并发症,其临床发病率也呈现出明显的上升趋势。1978 年国外学者 Larsen 等首次报道了第一例 CSP。目前,国外文献报道 CSP 与正常妊娠之比为 1:1 800~1:2 216,占异位妊娠的 6.1%;国内文献报道 CSP 与正常妊娠之比为 1:1 368,占异位妊娠的 1.1%。近年来,随着国内全面两孩政策的实施以及剖宫产率的逐年上升,CSP 发病呈上升趋势。目前,CSP 的发病机制尚不清楚,国外有学者研究认为 CSP 的诱发因素可能是剖宫产术后子宫瘢痕处低氧环境,有利于妊娠滋养细胞种植与生长。但多数学者研究认为,CSP 发病与剖宫产切口位置偏低、缝合方式及剖宫产术后子宫瘢痕憩室(cesarean scar diverticulum,CSD)、瘢痕宽大等因素关系密切。如果患者不能及时诊断及妥善治疗,将会出现大出血、子宫破裂、子宫切除甚至危及患者的生命,故 CSP 一经确诊及早终止已成为专家共识。由于经阴道超声的广泛应用以及医师对其认识程度的增加,CSP 的诊断已不困难。目前文献报道的 CSP 治疗方案有多达三十多种,但至今国内外对 CSP 的治疗缺乏足够有力的循证医学依据,因此目前尚无规范统一的治疗指南。目前,CSP 常用的治疗方案主要有子宫动脉栓塞(uterine artery embolization,UAE)后清宫术、甲氨蝶呤(methotrexate,MTX)肌内注射/静脉给药后清宫术、超声引导下妊娠囊内局部药物注射后清宫术、直接进行诊断性清宫术、经腹/经腹腔镜/经宫腔镜/经阴道 CSP 病灶切除术等。然而,CSP 的发病率低以及治疗方案种类繁多,难以通过开展大规模的多中心随机对照试验来确定其最佳治疗方案。基于现有资料的系统评估(systematic review)及 Meta 分析是目前可供参考的最高证据。同时,定期对 CSP 的总结分析也可体现对其认识的发展及治疗的改进等。目前,对于 CSP 的专家共识/指南的制定只有国内的 3 个版本,分别是 2012 年中华医学会计划生育学分会制定的《剖宫产瘢痕妊娠诊断与治疗共识》(简称 2012 年共识);2016 年中华医学会妇产科学分会计划生育学组制定的《剖宫产术后子宫瘢痕妊娠诊治专家共识》(简称 2016 年共识);2017 年中华医学会计划生育学分会制定的《剖宫产瘢痕妊娠诊治专家共识》(简称 2017 年共识),该共识发表于《临床诊疗指南与技术操作规范——计划生育分册》(2017 修订版)附录 148~150 页。本章将以上 3 个版本共识的更新内容进行解读,希望对 CSP 的规范化治疗有所帮助。

解 读 细 则

一、2017 年共识

(一)概述

剖宫产瘢痕妊娠是指胚胎着床或部分着床于子宫下段剖宫产瘢痕处,是异位妊娠的一种特殊类型,也是剖宫产术后远期潜在的严重并发症之一。近年来 CSP 发病率迅速增加,诊治不当可能发生大出血、子宫破裂等并发症,严重危害妇女健康甚至威胁生命。临床以早孕期的 CSP 多见,特别是孕 10 周前,故本章仅论述这一特定孕期的 CSP。剖宫产瘢痕妊娠临床诊断主要依据超声检查,治疗原则包括及时终止妊娠并清除病灶、预防出血、保留生育功能、保障生命安全。根据孕周大小、病程长短、胎囊与子宫剖宫产瘢痕处的相关程度、局部血供状态、血 β-hCG 值以及医疗机构的条件等综合考虑选择治疗方案。子宫动脉栓塞(UAE)后清宫是较常用的治疗方法,各种途径的病灶切除术以治疗彻底、病程缩短等优势越来越多地运用于临床。

(二)诊断要点

1. 临床表现

(1)病史:有剖宫产史。

(2)症状:常无特征性表现,大多数无腹痛,少数为轻微腹痛。约 1/2 患者以阴道出血就诊,阴道出血表现为以下几种不同形式:①停经后阴道出血淋漓不断,出血量不多或似月经样,或突然增多,也可能一开始即为突然大量出血,伴血块,血压下降,甚至休克。②人工流产术中或术后:表现为手术中大量出血不止,涌泉状甚至难以控制,短时间内出现血压下降甚至休克。也可表现为术后出血持续不断或突然增加。③药物流产后:用药后常无明显组织排出或仅有少量膜样组织排出。药流后阴道出血持续不净或突然增加,行清宫手术时发生大出血。中晚孕期的 CSP 妊娠患者可有子宫下段瘢痕局部疼痛,合并子宫破裂时有突发的剧烈腹痛、晕厥甚至休克,有生命危险。

(3)体征:早期 CSP 患者缺乏特异性体征,个别患者妇科检查时可发现子宫下段饱满或形态异常,随着妊娠月份的增大可有子宫下段瘢痕局部压痛。一旦发生子宫破裂,可出现腹部压痛、反跳痛、移动性浊音阳性等表现。

2. 辅助检查

(1)超声检查　是诊断 CSP 敏感而可靠的方法,经阴道彩色超声最基本和常用;经腹与经阴道超声结合彩色超声多普勒血流显像(CDFI)是诊断 CSP 的优势组合。其显像的特点为:①子宫腔与颈管内未见孕囊,在子宫下段见孕囊或不均质包块,与剖宫产瘢痕处部分或全部关系密切;②该处见丰富血流信号,严重者呈"蜂窝状"低阻血流信号;③可出现该处子宫壁外凸、肌层不连续或与膀胱壁间变窄甚至分界结构不清等。超声检查不仅为 CSP 的诊断和鉴别诊断提供可靠的依据,也是治疗和随诊过程中的重要的观察指标。

(2)MRI 检查 不做首选检查项目,仅用于疑难病例的进一步确诊及辅助诊断。

(3)β-hCG 主要用于三个方面:①帮助选择治疗方案;②评估治疗效果;③鉴别滋养细胞疾病。

(4)组织病理学检查 CSP 子宫全切标本可发现宫腔和宫颈管内没有胚胎,子宫下段增宽且肌层菲薄,被胚胎、胎盘或血块所占据,组织学检查可发现剖宫产瘢痕处肌纤维组织内有滋养层细胞及绒毛结构。

(三)鉴别诊断

1. **宫颈妊娠** 临床表现为孕早期有不规则阴道流血,易与 CSP 混淆。妇科检查常见宫颈膨大,且多为不规则。超声波提示孕囊位于宫颈内口下方的宫颈管内,颈管扩张,胎囊或包块周围血流丰富,管壁肌层结构异常、变薄。

2. **不全流产** 临床表现阵发性腹痛伴有阴道出血。妇科检查宫颈外观无异常,可伴有宫颈口松弛。超声提示孕囊位于宫腔下部,宫腔下部均匀扩张,肌层结构正常,且孕囊周围无血流信号。

3. **滋养细胞疾病** 葡萄胎宫腔内异常表现;绒癌病灶可以位于子宫任何位置。妇科检查子宫均匀增大,伴有或不伴有卵巢的异常增大。超声检查见宫腔内呈蜂窝状或落雪状不均质回声团;绒癌可表现为肌壁结构正常。较易远处转移,血清 β-hCG 水平异常增高(表 5-1)。

表 5-1 CSP 的鉴别诊断

	CSP	宫颈妊娠	不全流产	GTD
剖宫产史	有	可无	可无	可无
病变位置	宫颈内口上方,与子宫前壁下段(瘢痕)关系密切	宫颈内口以下的宫颈管内	宫腔下部	可位于子宫的任何位置

续表

	CSP	宫颈妊娠	不全流产	GTD
病变与剖宫产瘢痕的关系	位于剖宫产瘢痕处的肌层内	位于瘢痕的下方	无关	无关
彩色超声	血流丰富;与膀胱间隔变薄甚至消失	血流丰富	胎囊周围无血流	包块血流丰富;血 β-hCG 异常升高;可伴有远处转移灶

(四)治疗原则

尽早终止妊娠是关键。清除病灶、预防出血、保留生育功能和保障安全和生活质量是治疗原则。目前主要有以下几种治疗方法:

1. **双侧子宫动脉栓塞术(UAE)后清宫术** ①CSP 患者特别是外生型 CSP 在行忽略性人工流产手术时可能会发生不可控制的大出血,压迫止血效果常不满意,需要行双侧子宫动脉栓塞术以控制急性的大量出血;②对超声提示胎囊种植部位子宫肌壁菲薄甚至外凸明显,血流信号丰富或有大出血倾向的 CSP 病例,在清宫术前 24~48 小时行子宫动脉栓塞术然后再实施胚胎清除,可以减少大量出血的发生概率,并降低手术的难度和风险;③如果在清宫过程中发生子宫瘢痕处破裂,应立即实施修补。目前认为,UAE 可作为一线治疗措施。

2. **子宫瘢痕处病灶切除术或清除术** 可采用腹腔镜、经阴道或开腹局部病灶切除术。切开子宫下段,清除妊娠组织,重新缝合修复。宫腔镜下子宫瘢痕处病灶清除术,常需要与 UAE 或腹腔镜联合进行。随着局部病灶切除术越来越多地应用于临床,因其手术彻底,缩短病程等优势逐步替代其他保守性手术方式:腹腔镜或与宫腹腔镜联合作为切除病灶的优选,当孕周较大,考虑病灶大、腹腔镜下操作困难时可选择开腹手术。

3. **子宫次全切除或全子宫切除** 这种方法仅在因短时间大出血,为挽救患者生命,限于条件,无其他办法可行而采取的紧急措施。

4. 甲氨蝶呤（MTX）治疗

（1）全身用药：按体表面积，单次肌注 MTX $50mg/m^2$，一周后监测血 β-hCG 下降不满意可重复应用。

（2）局部用药：以 16~20 号穿刺针行胎囊内或局部注射，MTX 剂量为 5~50mg。应用 MTX 后进行血 β-hCG 和超声波动态监测，以评价治疗效果。如血 β-hCG 下降不满意、丰富的低阻血流信号持续存在，需考虑其他治疗方案。现有研究资料显示，由于与手术治疗相比，药物治疗疗程长、疗效不确定，并且在治疗期间随时有大出血、子宫破裂风险，因此多主张手术治疗而非药物保守治疗。

（五）随访

CSP 患者治疗后应定期随访血 β-hCG 和超声检查，直至血 β-hCG 正常，超声提示病变局部血流信号完全消失且包块趋于缩小。血 β-hCG 检测正常，子宫恢复正常后，保守治疗的病例建议高效避孕 6 个月，开腹或腹腔镜行病灶清除及缝合术的病例建议高效避孕 2 年。

（六）预防

CSP 发病与局部瘢痕处的愈合不良有一定的关系，降低剖宫产率、提高剖宫产缝合技术是预防的关键。其次是促进剖宫产术后妇女的避孕及生殖健康咨询，指导高效及长效避孕措施的落实，保证正常生育间隔，防止产后近期再次妊娠尤其是非意愿妊娠发生的概率。

建立 CSP 的防范风险意识，掌握诊断 CSP 的基本要点，尽早识别、诊断和选择适宜的方法终止妊娠，避免严重并发症。

二、2017 年共识更新要点

（一）2017 年共识较 2012 年共识更新要点

1. 2012 年共识中将 CSP 定义为孕卵种植于剖宫产后子宫瘢痕处的妊娠。2017 年共识将该定义更新为"胚胎着床或部分着床于子宫下段剖宫产瘢痕处"，增加了"或部分着床"的概念。可见 2017 年共识对 CSP 定义的更新使临床工作者对 CSP 的认识更加明确。

2. 2012 年共识对 CSP 的论述中未对孕周做具体限定，而 2017 年共识明确说明论述的是孕 10 周内的 CSP。

3. 2012 年共识对 CSP 的临床表现仅作了泛泛描述，而

2017 年共识对 CSP 的临床表现进行了更新:①病史;②症状:将阴道出血表现描述为三种形式,即停经后阴道出血淋漓不断、人工流产术中或术后、药物流产后;③体征:缺乏特异性体征个别患者妇科检查时可发现子宫下段饱满或形态异常,随着妊娠月份的增大可有子宫下段瘢痕局部压痛。一旦发生子宫破裂,可出现腹部压痛、反跳痛、移动性浊音阳性等表现。

4. 对于辅助检查的更新 ①2012 年共识与 2017 年共识均强调超声检查的重要性,尤其是经阴道彩色超声是最基本和最常用的。2012 年共识中将超声下 CDFI 描述为:显示胚囊或不均质团块周围可见高速低阻血流信号,阻力指数(RI)一般<0.4~0.5。2017 年共识中将此描述为:该处可见丰富血流信号,严重者呈"蜂窝状"低阻血流信号。②2012 年共识中对血清 β-hCG 的作用描述为主要用于指导治疗方法的选择和监测治疗效果。2017 年共识补充了血清 β-hCG 也可以用来鉴别滋养细胞疾病。③2017 年共识补充了一条辅助检查,组织病理学检查:CSP 子宫全切标本可行病理检查。

5. 鉴别诊断的更新 见表 5-2。

表 5-2 鉴别诊断的更新

更新点	2012 年专家共识	2017 年专家共识
CSP 与子宫峡部妊娠	泛指所有孕卵着床于子宫峡部包括侧壁或后壁的妊娠,因此可以没有剖宫产史。胚囊向宫腔生长,峡部肌层连续性多无中断,子宫形态基本正常	未提及此鉴别诊断
CSP 与宫颈妊娠	宫颈妊娠时宫颈膨大,B 超示:宫颈管内可见胚囊样回声,较少见胚芽、胎心,胚胎多停止发育。有出血者可为不均质中、底回声团块。宫腔内膜线清晰而无胚囊。子宫峡部肌层连续,结构正常	宫颈妊娠时宫颈膨大,多不规则,B 超示:孕囊位于宫颈内口下方的宫颈管内,颈管扩张,胎囊或包块周围血流丰富,管壁肌层结构异常、变薄

续表

更新点	2012 年专家共识	2017 年专家共识
CSP 与宫腔内妊娠的难免流产	强调 B 超提示:胚囊一般在宫腔内,也可移至宫腔下部甚至颈管内,但与宫腔内组织相连	未提及此鉴别诊断
CSP 与宫腔内妊娠的不全流产	B 超有助于鉴别:胚囊一般在宫腔内,也可移至宫腔下部甚至颈管内,但与宫腔内组织相连。宫腔可有积血,宫颈内口多开大,但峡部无明显膨大,子宫峡部前壁肌层连续	妇科检查可有宫颈口松弛,B 超示:孕囊位于宫腔下部,但宫腔下部均匀扩张,肌层结构正常,且孕囊周围无血流信号
CSP 与妊娠滋养细胞疾病	强调当 CSP 有出血淤积宫内时与葡萄胎鉴别,以及无胚囊的 CSP 与绒癌的鉴别。绒癌较易远处转移,血 β-hCG 水平一般较高,且有上升趋势	强调葡萄胎或绒癌可以位于子宫任何位置,妇科检查子宫均匀增大,早期肌壁结构正常。包块血流丰富,血 β-hCG 异常升高,可伴有远处转移灶

6. CSP 治疗的更新

（1）2012 年共识中 CSP 的治疗原则是:尽早发现,尽早治疗,减少并发症,避免期待治疗和盲目刮宫。2017 年共识将原则更新为:清除病灶、预防出血、保留生育能力和保障安全和生活质量。

（2）在 2012 年共识中,CSP 的治疗方案描述为以下几种:UAE 后清宫术、B 超监视下清宫术、甲氨蝶呤治疗后清宫术、腹腔镜或开腹子宫局部切开取囊及缝合术、局部穿刺以及子宫次全切除或全子宫切除。而在 2017 年共识中,对治疗方案的描述更新为 UAE 清宫、子宫瘢痕处病灶切除术或清除术、子宫次全切或全子宫切除术、MTX 治疗。在 2017 年共识中明确指出UAE 可作为一线治疗措施。

（3）2012 年共识中未论述宫腔镜治疗 CSP。2017 年共识指出了宫腔镜子宫瘢痕处病灶清除术常需要与 UAE 或腹腔镜联合进行。

（4）在 MTX 的叙述中，2017 年共识中额外更新内容：现有研究资料显示，由于与手术治疗相比，药物治疗疗程长，疗效不确定，并且在治疗期间随时有大出血、子宫破裂风险，因此多主张手术治疗而非药物保守治疗。

7. 对于治疗后的生育管理的更新　2012 年共识及 2016 年共识均强调 CSP 再次妊娠的风险巨大并建议高效避孕。在 2017 年共识中明确指出了避孕时间，即血 β-hCG 检测正常，子宫恢复正常后，保守治疗的病例建议高效避孕 6 个月，开腹或腹腔镜行病灶清除及缝合术的病例建议高效避孕 2 年。

（二）2017 年共识与 2016 年共识比较

1. 2016 年共识中将 CSP 定义为受精卵着床于前次剖宫产子宫切口瘢痕处。2017 年共识将该定义更新为"胚胎着床或部分着床于子宫下段剖宫产瘢痕处"，增加了"部分着床"的概念。可见 2017 年共识对 CSP 定义的更新使临床工作者对 CSP 的认识更加明确。

2. 2016 年共识论述的是孕 12 周内的 CSP，而 2017 年共识论述的是孕 10 周内的 CSP。

3. 2016 年共识对 CSP 的临床表现仅作了泛泛描述，而 2017 年共识对 CSP 的临床表现进行了更新：①病史；②症状：将阴道出血表现描述为三种形式，即停经后阴道出血淋漓不断、人工流产术中或术后、药物流产后；③体征：缺乏特异性体征个别患者妇科检查时可发现子宫下段饱满或形态异常，随着妊娠月份的增大可有子宫下段瘢痕局部压痛。一旦发生子宫破裂，可出现腹部压痛、反跳痛、移动性浊音阳性等表现。

4. 对于辅助检查的更新　①2016 年共识与 2017 年共识均强调超声检查的重要性，且 2017 年共识明确指出经阴道彩色超声是最基本和最常用的。在超声的显像特点中，2017 年共识补充了"可出现该处子宫壁外凸"以及将该处低阻血流信号描述为"蜂窝状"。②2016 年共识中对血清 β-hCG 在诊断 CSP 时的作用大致可以概括为鉴别滋养细胞疾病及随诊中评估治疗效果。2017 年共识补充了血清 β-hCG 也可以用来帮助选择治疗方案。③2017 年共识补充了一条辅助检查，组织病理学检查：CSP 子宫全切标本需行病理检查。

5. 2016 年共识中 CSP 的治疗原则是:早诊断、早终止、早清除。2017 年共识将原则更新为:清除病灶、预防出血、保留生育能力和保障安全和生活质量。

6. 对于 CSP 治疗方法的更新 ①2016 年共识与 2017 年共识均强调 UAE 的重要性,且在 2017 年共识中明确指出 UAE 可作为一线治疗措施,UAE 后清宫是目前较常用的治疗方法。②2016 年共识中指出宫腔镜下妊娠物清除术治疗 Ⅰ 型 CSP 取得了一定效果,但缺乏更多的临床数据。2017 年共识明确指出宫腔镜子宫瘢痕处病灶清除术常需要与 UAE 或腹腔镜联合进行。③在 MTX 的叙述中,2017 年共识中额外更新内容:现有研究资料显示,由于与手术治疗相比,药物治疗疗程长,疗效不确定,并且在治疗期间随时有大出血、子宫破裂风险,因此多主张手术治疗而非药物保守治疗。

7. 在治疗后随访中,2016 年共识与 2017 年共识均强调避孕的重要性,在 2017 年共识中明确指出了避孕时间,即血 β-hCG 检测正常,子宫恢复正常后,保守治疗的病例建议高效避孕 6 个月,开腹或腹腔镜行病灶清除及缝合术的病例建议高效避孕 2 年。

8. 2017 年共识比 2016 年共识增加了预防内容 降低剖宫产率、提高剖宫产缝合技术是预防的关键。其次是促进剖宫术后妇女的避孕及生殖健康咨询,指导高效及长效避孕措施的落实,保证正常生育间隔,防止产后近期再次妊娠尤其是非意愿妊娠发生的概率。

三、2017 年共识的解读

(一)关于剖宫产瘢痕妊娠辅助检查

临床工作中 CSP 的辅助检查包括彩色多普勒超声检查(经腹、经阴道、经腹联合经阴道)、MRI、血清 β-hCG、组织病理学检查、二维超声、能量超声、三维能量超声、膀胱镜、分子生物学技术等。共识中提及彩色多普勒超声、MRI、血清 β-hCG、组织病理学检查。

1. **彩色多普勒超声** 超声检查是诊断 CSP 敏感而可靠的方法。目前常用超声方式包括经腹、经阴道、经腹联合经阴道超声检查。经腹、经阴道超声检查是诊断剖宫产术后子宫瘢痕妊娠的主要方法。超声检查操作较为简单,价格合理,并且没有电离辐射。借助腹部超声探头,可以对患者的子宫情况进行全面的观察,包括患者子宫的大小、形状以及 CSP 病灶是否外凸及外凸程度等,均能够较为清晰地进行判断。而经阴道检查方式与经腹部检查方法相比,其阴道超声探头频率较高,而且与盆底器官更加接近,其图像分辨率比经腹超声高,成像清晰,能对患者子宫瘢痕位置、瘢痕妊娠类型进行动态观测,有利于观察孕囊下缘、前壁瘢痕位置,对患者子宫病灶部位肌层厚度、腔内具体情况、血流情况以及腔内孕囊状况以及患者子宫腔内的回声状况进行深入细致的检查,并对其关系进行准确判断,此外,经阴道检查方式还能够有效地避免由于患者肥胖、体位等因素导致的检查图像受影响的情况,通过实际深入患者阴道对子宫腔内情况进行检查,可以有效地避开肠道气体、肥胖等因素可能对检查图像造成的影响,故经阴道超声是一种诊断瘢痕妊娠的重要方式。2017 年共识中明确指出经阴道彩色超声是最基本和常用的辅助检查手段。CDFI:可观察病灶及周围血流分布,提示局部血供情况。很多患者的妊娠物周围的血流信号十分丰富,并且血流信号主要来自患者的子宫前壁峡部肌层,且绒毛侵入、种植肌层程度不同,也会出现不同类型的血流信号,且血流频谱存在低阻信号表现。三维立体超声可多维立体观察:病灶与瘢痕的关系,侵入肌层的厚度,浆膜层是否连续,有无周围脏器的侵及。因此,被逐步应用于临床。

2. MRI　与彩色多普勒超声相比,MRI 的优点主要有成像范围大,受脂肪、肠内气体、骨骼的影响小,不受胎盘位置的影响,尤其对胎盘组织植入深度、子宫后壁的胎盘植入以及侵及膀胱、输尿管等周围组织时显示优于彩色多普勒超声。由于磁共振成像对软组织影像分辨率高,借助磁共振成像可清楚显示子宫下段与孕囊前壁的关系,同时分辨出妊娠囊、剖宫产瘢痕和子宫内膜腔的确切关系。也有学者认为磁共振成像检查在 CSP 临床分型上较超声检查的灵敏度和准确度更高。然而 MRI 的安全性尚未完全明确,其检查费用较高,这些均大大限制了 MRI 的使用。2017 年共识也明确指出 MRI 检查不做首选检查项目,仅用于疑难病例的进一步确诊及治疗辅助。

3. **血清 β-hCG** 正常妊娠时,滋养细胞在孕卵着床后数天便开始分泌血 β-hCG,随孕周增加,血清 β-hCG 滴度逐渐升高,停经 8~10 周达高峰,持续 1~2 周后逐渐下降。测定血清 β-hCG 可有如下作用:①帮助选择治疗方案:2016 年共识指出甲氨蝶呤适合一般情况良好,孕龄<8 周,B 超提示胚囊与膀胱壁间的子宫肌层厚度<2mm,血清 β-hCG<5 000U/L 患者。经甲氨蝶呤保守治疗后,在血 β-hCG 下降至正常后在 B 超监护下行清宫术;②评估治疗效果:当保守性清宫治疗后血清 β-hCG 不降或升高、术后 1 日血清 β-hCG 未下降至术前的 50% 以下或术后 12 日未下降至术前的 10% 以下,均需采取进一步治疗。③鉴别滋养细胞疾病:CSP 的血清 β-hCG 水平通常不会很高,很少超过 100 000U/L,而妊娠滋养细胞疾病的血清 β-hCG 通常会异常升高。此外,正常宫内妊娠 48h 内血 β-hCG 增加的滴度>66%,而 CSP 因瘢痕部位血运相对不足,48h 内增加的滴度<50%,这一特点对 CSP 的早期诊断有一定的帮助。2017 年专家共识仅提出 3 项血清 β-hCG 作用,并未做详细分析。

4. **组织病理学检查** 2017 年专家共识指出 CSP 全切标本可发现宫腔和宫颈管内没有胚胎,剖宫产瘢痕处肌纤维组织内见滋养层细胞及绒毛结构,病灶处通常肌层薄弱或与瘢痕处纤维组织交错,子宫下段、胎盘附着处蜕膜层及肌层缺失,仅见纤维组织连接,未见宫颈腺体包绕,即可除外宫颈妊娠,而明确 CSP 的诊断。

(二)关于剖宫产瘢痕妊娠治疗

1. **UAE 后清宫术** 适应证:用于 CSP 终止妊娠的手术时或自然流产时发生大出血需要紧急止血 Ⅱ 型和 Ⅲ 型 CSP,包块型血液供应丰富者,手术前预处理行 UAE,以减少清宫手术或 CSP 妊娠物清除手术中的出血风险。

子宫动脉栓塞可将胚胎血供阻断,减少靶器官血流量,提高药物生物利用度,可加速妊娠物坏死,促使血流缓慢,有利于止血,降低清宫术的风险,在子宫动脉栓塞后 24h,其交通支可恢复向卵巢供血,对患者卵巢功能及生育功能影响较小。具有手术时间短、损伤小、副作用少、疗效肯定及保留子宫等优点。

24~48h 后行清宫术清除胚胎。大量临床数据均证实剖宫产瘢痕妊娠患者行子宫动脉栓塞联合清宫术治疗效果确切,可有效降低血 β-hCG 水平,促进包块消失,减少创伤,加速患者术后康复,减少并发症,缩短住院时间。一项关于 UAE 后清宫术的 Meta 分析结果(表 5-3)也显示 UAE 后清宫术的疗效高于孕囊内 MTX 注射后清宫术,也高于直接行清宫术,具体选择有赖于 CSP 的分型(有关 CSP 直接清宫术、UAE 后清宫术及孕囊内注射后清宫术的指征有待于进一步临床验证)。2017 年共识中明确指出 UAE 可作为一线治疗措施。

2. 病灶切除术 手术方式包括开腹、经阴道、腹腔镜或宫腔镜局部病灶切除术。

(1)手术楔形切除瘢痕处病灶是一种安全的疗法,可以彻底清除剖宫产瘢痕妊娠组织,同时修复缺损。尤其适用于血 β-hCG>15 000U/L 的患者。在高度怀疑子宫破裂时应首选开腹手术。

(2)腹腔镜病灶切除术:适应证为外生型 CSP 或子宫下段瘢痕部位缺损>80% 的内生型 CSP,妊娠组织向深肌层内浸润,并向膀胱、腹膜方向生长,子宫前壁与膀胱界限不清,妊娠病灶较大,血流不丰富,血 β-hCG 较低的患者。

不仅可以清除 CSP 病灶,同时修补子宫瘢痕,相对于常规开腹手术,腹腔镜手术具有手术创伤小、手术视野清晰的优势,能够充分观察病灶情况,并进行彻底清除,有效降低手术创伤及手术出血量,这对于机体恢复十分有利。利用腹腔镜手术能够较彻底对子宫瘢痕进行切除,通过仔细对合缝合,有效修补缺损的子宫部位,这对于子宫形态的完整性十分有利,能够有效降低再次剖宫产手术后瘢痕妊娠的发生率。

(3)经阴道病灶切除术:适应证为经阴道 CSP 病灶切除术适用于孕周<10 周、妊娠包块直径<6cm 且剖宫产术后子宫与腹壁没有致密粘连的患者。包块过大存在暴露困难、病灶全切率低、出血量多的潜在风险。少数剖宫产手术造成宫体被悬吊、粘连于前腹壁,妇科检查宫颈难以暴露,受阴式手术空间及视野所限,建议选择腹腔镜或开腹手术更安全。血 β-hCG 水平高不是经阴道手术的禁忌证。

表 5-3 UAE/UAEC+D&C 与囊内 MTX 注射 +D&C/ 直接 D&C 比较

治疗方法	观察指标	文献篇数	样本量	效应模型	MD/SMD/RR/RD (95%CI)	P	是否有统计学意义
UAE/UAEC+D&C 与囊内 MTX 注射 +D&C	治愈率	7	747(374/373)	随机效应模型	1.04[0.97,1.10]	0.26	否
	出血量	5	659(308/351)	随机效应模型	-0.08[-2.20,-0.59]	0.26	否
	住院时间	5	567(284/283)	随机效应模型	-8.87[-17.04,-6.45]	0.03	是
	血 β-hCG 降至正常时间	4	455(228/227)	随机效应模型	-18.85[-28.12,-9.85]	<0.0001	是
	月经复潮时间	3	343(172/171)	随机效应模型	-13.84[-17.13,-10.55]	<0.00001	是
UAE/UAEC+D&C 与直接 D&C	出血量	6	339(183/156)	随机效应模型	-301.79[-517.62,-85.96]	0.00001	是
	包块消失时间	5	398(209/189)	随机效应模型	-39.78[-63.54,-16.02]	0.00001	是
	血 β-hCG 降至正常时间	7	447(247/200)	随机效应模型	-3.98[-8.13,0.18]	<0.00001	是

注：样本量为所纳入文献中研究此观察项目的病例数，表示为：总病例数(观察组病例数/对照组病例数)

经阴道病灶切除术是近年来开展的一种治疗 CSP 的微创术式,手术利用天然腔道从宫颈阴道部切开进入正常的膀胱宫颈间隙,有效地避免了剖宫产后子宫下段与膀胱之间的粘连。瘢痕妊娠大多位置较低,阴式手术入径距离最近,清除病灶彻底,还可直视下钳夹止血,包块适中无粘连情况下比开腹和腹腔镜手术视野暴露更佳。有学者研究认为经阴道 CSP 病灶切除术对于外生型 CSP 的治疗,能够明显减少手术时间和手术中的出血量,且手术以后恢复较快,属于治疗外生型 CSP 的理想手术方法。

有研究显示:治疗外生型 CSP 时阴式病灶切除术优于腹腔镜病灶清除术。一项 Meta 分析,分析了阴式病灶切除术与腹腔镜病灶清除术治疗外生型 CSP 的优劣,结果显示:在出血量、手术时间、住院费用及并发症方面,两者的差异均具有统计学意义;在治愈率、住院时间方面,两者无明显差异。但选择腹腔镜下病灶切除术或阴式手术病灶切除更多依赖于临床医师对手术方式的熟练程度及病灶大小且子宫与腹壁粘连的程度(表 5-4)。

表 5-4　阴式病灶切除术与腹腔镜病灶清除术治疗外生型 CSP 比较

观察指标	样本量	效应模型	MD/SMD/RR/RD (95%CI)	P	是否有统计学意义
治愈率	239 (120/119)	固定效应模型	1.01[0.97,1.05]	0.68	否
出血量	209 (105/104)	随机效应模型	−71.17[−18.4, −23.87]	0.003	是
手术时间	239 (120/119) (284/283)	随机效应模型	−24.30[−28.57, −20.03]	<0.00001	是
住院时间	198(89/89)	随机效应模型	−0.79[−1.95, 0.37]	0.18	否

续表

观察 指标	样本量	效应 模型	MD/SMD/RR/RD （95%CI）	P	是否有统 计学意义
并发症	239 （120/119）	固定 效应 模型	0.24［0.11,0.51］	0.000 2	是
住院 费用	209 （105/104）	随机 效应 模型	−2.70［−4.09, −1.43］	<0.000 1	是

注:样本量为所纳入文献中研究此观察项目的病例数,表示为:总病例数（观察组病例数／对照组病例数）

（4）宫腔镜下病灶切除术适应证:①Ⅰ型CSP,CSP妊娠组织浸润子宫肌层表浅;②妊娠病灶直径<3cm、周围血流不丰富;③血清β-hCG值较低（<2 000U/L）;④患者生命体征平稳。对于血清β-hCG值≥2 000U/L,或妊娠病灶直径≥3cm,或可见胎心搏动及血流丰富者,以及部分稳定型Ⅱ型CSP应联合药物或UAE或腹腔镜等治疗。

宫腔镜可对适宜的CSP患者宫腔内病灶进行直接观察,帮助临床医师明确病灶大小、部位及范围,一次性分离胚胎组织与子宫壁,且手术创面较小。除此之外,宫腔镜技术还是一项重要的CSP辅助诊断措施,适用于超声诊断困难CSP患者,防止因盲目刮宫引起阴道大出血。但宫腔镜手术治疗Ⅱ型CSP时存在局限性,且无法单独用于Ⅲ型CSP的治疗。

（5）直接清宫术适应证:2012年专家共识指出对于胚囊较小、绒毛种植较浅、局部血流不丰富、肌层厚度≥5mm,血β-hCG水平不高或向宫腔内生长的CSP可以在B超监视下行清宫术。手术应在具有输血和急诊开腹手术条件的医院进行,术前应备有急救方案,如备血、局部压迫止血预案如宫腔纱布填塞、Foley尿管（18F）子宫置入局部压迫及子宫动脉栓塞等。

国内学者研究认为,清宫术治疗内生型CSP安全、有效,且其手术时间明显短于外生型CSP,其疗效也优于外生型。然而对于直接清宫术是否可作为CSP的一线治疗方案,目前尚存在争议,选择适宜的病例至关重要。由于子宫瘢痕处肌层菲薄、周围血管丰富及孕囊植入等原因,直接清宫术也存在一些不足,如容易导致子宫穿孔、术中或术后大出血及瘢痕处病灶残留等严重并发症,因此对于外生型 CSP 不推荐行超声监测下清宫术。2012 年共识中指出 CSP 的治疗时应避免盲目诊刮。

3. **MTX 治疗**　适应证:生命体征平稳,血常规、肝肾功能基本正常;不愿意或不适合手术治疗的早孕期 CSP 患者;孕周越小,β-hCG 水平越低,成功率越高;Ⅱ型和Ⅲ型 CSP 患者在行清宫手术或 CSP 妊娠物清除手术前的预处理,可及时阻止妊娠的进一步发展,降低术中出血的风险;手术治疗后血 β-hCG 水平下降缓慢或再次升高,不适合再次手术的患者,可采用 MTX 保守治疗。

MTX 本身属于一种杀胚药物,用药后可快速使得滋养细胞内叶酸活性降低,干扰细胞的代谢和生长,进而最终导致胚胎坏死和脱落;但已有报道证实,剖宫产瘢痕妊娠者给予单纯 MTX,血 β-hCG 水平难以短时间内恢复正常,病灶清除效果欠佳,而长期给药可能导致严重肝、肾功能损伤及骨髓抑制,无法满足临床需要,因此目前 MTX 主要作为清宫术或其他术式前的辅助治疗;保守性手术后局部病灶残留的进一步治疗。MTX 治疗 CSP 的给药方式分为两种:全身给药与局部给药,全身给药又包括肌内注射与静脉注射,局部给药又包括囊内注射与子宫动脉化疗栓塞术。

MTX 治疗的特点:①肌内注射的药物作用需要经过全身代谢发挥作用,故导致患者的 β-hCG 下降缓慢,且难以实现良好的效果。②囊内注射用药可短时间使得局部血药浓度上升,尽快终止妊娠,使其 β-hCG 快速下降至预估水平。③有文献报道,相较于静脉滴注给药,MTX 子宫动脉灌注栓塞给药用于剖宫产瘢痕妊娠治疗具有明显优势:可显著提高病灶局部药物浓度,增强异位孕囊滋养细胞杀伤效果可达 8~20 倍;静脉滴注后行清宫术治疗未对子宫动脉血流进行阻断,故易导致围术期出血量增加。一项 Meta 分析结果与此一致:MTX 的给药途径以 UAE 局部动脉给药效果最佳(表 5-5)。

表 5-5　MTX 局部给药 +D&C 与 MTX 全身给药 +D&C 比较

观察指标	样本量	效应模型	MD/SMD/RR/RD（95%CI）	P	是否有统计学意义
治愈率	1 262（632/630）	随机效应模型	1.25[1.15, 1.35]	0.000 4	是
血 β-hCG 降至正常时间	1 678（840/838）	随机效应模型	−2.82[−3.45, −2.19]	<0.000 01	是
月经复潮时间	424（212/212）	随机效应模型	8.39[−13.78, −3.00]	<0.000 01	是
包块消失时间	739（370/369）	随机效应模型	−2.58[−3.38, −1.78]	<0.000 01	是
住院时间	2 054（1 025/1 029）	随机效应模型	3.03[−3.51, −2.56]	<0.000 01	是

注:样本量为所纳入文献中研究此观察项目的病例数,表示为:总病例数（观察组病例数 / 对照组病例数）

现有研究资料显示,由于与手术治疗相比,药物治疗疗程长,疗效不确定,并且在治疗期间随时有大出血、子宫破裂风险,因此多主张手术治疗而非药物保守治疗。

4. **子宫次全切除或子宫全切术**　这种方法仅在为挽救患者生命而无其他办法可行使采取的紧急措施。

评价与展望

大量的循证医学依据为 2017 年剖宫产瘢痕妊娠专家共识的制定提供了有力的支持,未来剖宫产瘢痕妊娠的诊断、治疗及治疗后的生育管理还将不断完善与规范,使患者更大程度地获益。对于 CSP 的诊断:超声检查,尤其是经阴道超声与经腹超声结合已成专家共识推荐的确诊早期 CSP 的主要方法,必要时可行多维立体超声,进而清晰地显示病灶损伤的深度、瘢痕的厚度以及是否外凸等 CSP 征象。如果高度怀疑病灶侵及子宫后壁或周围器官组织,可加做盆腔 MRI。早发现、早治疗、早诊治对于 CSP 的预后至关重要。目前对于剖宫产瘢痕妊娠的治疗方式无一定论,但不建议单纯药物保守治疗,推荐手术清除病灶;手术方式多种多样:腹腔镜、宫腔镜、宫腹联合、经阴道等,具体手术方式的选择还应根据可获得性、患者症状的严重程度和术者的手术技巧来决定。随着近年来微创手术的快速发展,腹腔镜下病灶切除术得到临床广泛应用,不仅可以清除 CSP 病灶,同时修补子宫瘢痕:主要适用于外生型 CSP 或子宫下段瘢痕部位缺损 >80% 的内生型 CSP,妊娠组织向深肌层内浸润,并向膀胱、腹膜方向生长,子宫前壁与膀胱界限不清,妊娠病灶较大,血流不丰富,血 β-hCG 较低的患者。随着 CSP 患者的孕周增大,通常认为当孕周 >12 周时,由于 CSP 病灶较大,腹腔镜手术操作困难,此时宜选择开腹病灶清除术。UAE 是最早发展起来的治疗 CSP 的措施,可作为清宫术或病灶清除术前的预处理来降低出血的风险。但行 UAE 后清宫术治疗 CSP 时,由于子宫未恢复原有形态,所需观察时间较长,有需要后续治疗,如注射 MTX 等可能,目前临床应用价值尚需评定。当 CSP 治疗后发现残存病灶,可局部应用 MTX;手术清除病灶技术越来越成熟且越来越多地应用于临床,治疗时间短、术后恢复快。

再生育间隔的指导建议:血清 β-hCG 检测正常,子宫恢复正常后,保守治疗的病例建议高效避孕 6 个月,开腹或腹腔镜行病灶切除及缝合术的病例建议高效避孕 2 年,以保证正常的生育间隔,防止术后近期再次妊娠尤其是非意愿妊娠发生的概率。

流产后高效避孕的指导:对于无生育要求的妇女,推荐使用长期且有效的避孕方法,以避免 CSP 的再次发生,所有的避孕方法均适用,如患者知情同意,术中同时行输卵管绝育术;根据患者的生育要求可选择:复方短效口服避孕药、宫内节育器、皮下埋植剂、阴道避孕环等。瘢痕子宫是宫内节育器放置时的高危情况,放置时较困难者,建议超声引导下进行,以避免宫内节育器嵌入子宫瘢痕的缺损处。对于有生育要求的妇女,建议根据其治疗方式在保证正常生育间隔的情况下再妊娠,并告知再次妊娠有发生 CSP、胎盘植入、晚孕期子宫破裂的风险。

■ 参考文献

1. 安瑞,李长东.剖宫产瘢痕妊娠发病机制及影响因素.中国计划生育学杂志,2018,07:643-646.

2. 张鸿慧,骆文香,赖学俊,等.中国剖宫产瘢痕部位妊娠文献调查与思考.中华全科医学,2018,10:1740-1744.

3. 中华医学会妇产科分会计划生育学组.剖宫产术后子宫瘢痕妊娠诊治专家共识(2016).中华妇产科杂志,2016,51:568-572.

4. 康丽君.经腹超声和经阴道超声对剖宫产瘢痕妊娠超声分型的诊断意义分析.临床医药文献电子杂志,2018,56:149.

5. 王小莉.经腹超声和经阴道超声对剖宫产术后子宫瘢痕妊娠的诊断效果对比分析.世界最新医学信息文摘,2018,74:178-179.

6. 伍志虹,熊勋.子宫动脉栓塞联合清宫术治疗子宫瘢痕妊娠的临床效果评价.基层医学论坛,2018,31:4394-4395.

7. 张雪松,侯成祯,顾向应.剖宫产瘢痕妊娠治疗方法优劣的荟萃法分析.中国计划生育和妇科,2019,11(05):17-24.

8. 付侃,姚婷,肖晓萍.浅析剖宫产子宫瘢痕妊娠的诊断与治疗进展.中国妇幼健康研究,2017,S1:70.

9. 孙有富.两种方式治疗剖宫产后瘢痕妊娠的结局分析.中国医药指南,2018,20:153-154.

10. 洪莉.剖宫产瘢痕妊娠宫腔镜手术治疗.中国实用妇科与产科杂志,2018,08:854-858.

11. 王新波,陈昭日,李国娇.不同手术方式治疗剖宫产瘢痕妊娠的效果分析.中外医学研究,2018,29:34-36.

12. 王丽梅,卫炜,王树鹤,等.Ⅱ型剖宫产瘢痕妊娠临床诊治分析.中国妇产科临床杂志,2018,05:447-448.

13. 中华医学会计划生育学分会.剖宫产瘢痕妊娠诊断与治疗共识.中华医学杂志,2012,92:1731-1733.

14. 吉文倩,何娟,刘亚敏.甲氨蝶呤两种给药方式联合清宫术治疗剖宫产瘢痕妊娠的疗效比较.中国药房,2017,24:3380-3383.

病 案 分 析

病例1

病情简介:患者女性,34岁,主因"孕6⁺⁶周,发现剖宫产瘢痕妊娠1天"就诊于计划生育门诊,无腹痛及阴道出血。

月经生育史及既往病史:25岁结婚,孕2产1,2010年剖宫产1次。月经规律,初潮14岁,7/30天,末次月经2019年1月20日,量中等,无痛经,入院当日B超考虑子宫剖宫产瘢痕妊娠(超声相当孕40⁺天)。患者自本次发病以来,精神、饮食、睡眠可,大小便如常。

查体:可见下腹部陈旧性手术瘢痕,腹部无压痛,反跳痛及肌紧张。患者自发病以来,无尿频、尿急、尿痛,无肛门憋胀感,无头痛、乏力、发热。PV:外阴已婚型,阴道通畅,宫颈光滑,子宫如孕6⁺周大小,双侧附件未及异常。

主要辅助化验检查:尿妊娠试验(+),清洁度Ⅱ度。入院当日B超,如图5-1所示:子宫前位,胎囊位于宫腔下段,下缘延续至切口处肌层,胎囊大小27mm×23mm×13mm,其内可见胎芽,顶臀径4.4mm,可见胎心搏动,前壁绒毛,浆膜层未见明显外凸,肌层最薄处厚约5.3mm,考虑剖宫产瘢痕妊娠(超声相当孕40⁺天)。

问题1:如何诊断及处理?

1. 诊断及依据

(1)初步诊断:剖宫产瘢痕妊娠。

(2)诊断依据:①育龄女性,有剖宫产史;②入院当日B超:子宫前位,胎囊位于宫腔下段,下缘延续至切口处肌层,胎囊大小27mm×23mm×13mm,其内可见胎芽,顶臀径4.4mm,可见胎心搏动,前壁绒毛,浆膜层未见明显外凸,肌层最薄处厚约5.3mm,考虑剖宫产瘢痕妊娠(超声相当孕40⁺天);③尿妊娠试验(+)。

2. 处理 患者目前诊断明确,拟行无痛清宫术(2019年3月15日)。

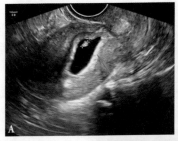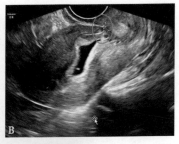

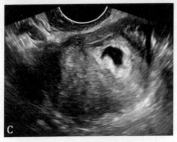

图 5-1 B 超显示结果

A. 纵切面:胎囊位于宫腔下段,下缘延续至切口处肌层,胎囊大小
27mm×23mm×13mm,其内可见胎芽,顶臀径 4.4mm,可见胎心搏动;B. 纵
切面:肌层最薄处厚约 5.3mm;C. 横切面:可见胎囊

　　手术情况:子宫前位,子宫大小如孕 50⁺ 天,宫腔深度:术前
10cm,术后 9cm,吸出物可见完整绒毛,可见胚囊,吸出胚囊大小
约 3cm×5cm,出血量约 30ml,术后生命体征平稳。

　　问题 2:术后诊断是什么,如何随访?

　　1. **术后病理回报**　肉眼可见绒毛与妊娠时间相符,故未送
病理。

　　2. **术后诊断**　剖宫产瘢痕妊娠。

　　3. **随访**　术后 2 周血 β-hCG 降至正常。术后 1 周复查 B 超:
子宫稍增大,子宫前峡部切口处肌层局部欠均匀。术后 1 个月
复查 B 超示:子宫前位,子宫及双附件未见明显异常。

　　4. **术后落实避孕措施**　患者知情同意,清宫术同时放置左
炔诺孕酮宫内节育系统(IUS)。

点评：

1. 清宫术是终止早期妊娠常规且有效的治疗手段，但有子宫破裂、大出血等风险，2012 年专家共识指出，对于胚囊较小、绒毛种植较浅、局部血流不丰富、肌层厚度≥5mm，血 β-hCG 水平不高或向宫腔内生长的 CSP 可以在 B 超监视下行清宫术，但必须在具有输血和急诊开腹手术条件的医院进行，术前应备有急救方案，如备血，局部压迫止血预案如宫腔纱布填塞、福莱导尿管（18F）子宫置入局部压迫及子宫动脉栓塞等。

2. 国内学者研究认为，清宫术治疗内生型 CSP 安全、有效，然而对于直接清宫术是否可作为 CSP 的一线治疗方案，目前尚存在争议，选择适宜的病例至关重要。

3. 保守性手术随访至关重要 术后一周复查 B 超及血 β-hCG 水平，及时发现病情是否进展，是否需进一步治疗；术后一个月复查观察病灶处恢复情况及月经恢复情况，需进一步观察至局部病灶完全消失、月经恢复正常。

4. 保守性手术术后必须落实术后高效避孕，防止非意愿妊娠的发生。

病例 2

病情简介：患者女性，32 岁，主因"停经 70 天，阴道少量出血 12 天，发现剖宫产瘢痕妊娠半天"入院。患者 12 天前开始阴道少量出血，不伴腹痛及恶心呕吐等不适症状。入院前 2 天就诊于外院急诊，B 超考虑难免流产？建议行清宫术，患者拒绝。1 天前患者自觉阴道出血量增多伴有组织物排出（自诉，未见排出物）。

月经生育及既往病史：25 岁结婚，孕 5 产 1，2013 年因"臀位"剖娩一活婴，分别于 2011 年、2014 年、2016 年人工流产 1 次。月经规律，初潮 13 岁，5/28 天，末次月经 2018 年 12 月 26 日，经量中等，无痛经。

查体：可见下腹部陈旧性手术瘢痕，腹部无压痛，反跳痛及肌紧张。患者自发病以来，无尿频、尿急、尿痛，无肛门憋胀感，无头痛、乏力、发热。妇科检查：为防止出血，未查。阴道分泌物：未查。

主要辅助化验检查：入院当日 B 超，如图 5-2 示，考虑剖宫产瘢痕妊娠。

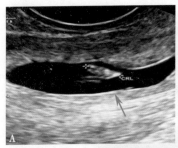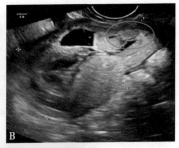

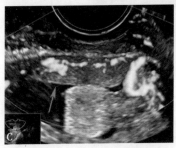

图5-2　B超显示结果

A. 纵切面:子宫前峡部切口处可见孕囊,大小54mm×45mm×29mm,其内可见胎芽,顶臀径7mm,可见胎心搏动;B. 纵切面:子宫前峡部切口处稍外凸,布满植入的胎盘回声5mm厚,浆膜层连续尚可,肌层菲薄厚度显示不清,局部肌层显示欠清;C.CDFI:子宫前峡部瘢痕部位可见丰富血流信号

问题1:如何诊断及处理?

1. 诊断及依据

(1)初步诊断:剖宫产瘢痕妊娠。

(2)诊断依据:①育龄女性,有剖宫产史;②停经后阴道出血;③B超考虑剖宫产瘢痕妊娠。

2. 患者目前诊断明确,拟行急症腹腔镜下剖宫产瘢痕妊娠病灶切除术+清宫术(2019.3.8)。术中探查盆腔:子宫饱满,后位,活动度可,由于既往剖宫产手术,反折处腹膜与膀胱致密,小心松解粘连,打开膀胱反折腹膜,可见子宫峡部原剖宫产瘢痕处膨大,子宫呈"葫芦形"增大,子宫左前壁峡部原剖宫产瘢痕处较薄弱,血管丰富,明显外凸(图5-3);双侧卵巢外形未见明显异常,双侧输卵管形态未见异常,左输卵管系膜近伞端可见带长蒂囊肿,直径约2.0cm,左输卵管系膜近伞端可见带长蒂囊肿,直径约1.0cm。按照术前计划进行腹腔镜下剖宫产瘢痕妊娠灶切除术、清宫术、双输卵管系膜囊肿剥除术。举宫、钝性、锐性充分推离膀胱,结构层次尚清楚。仔细止血,电钩打开子宫瘢痕左角部,挖取绒毛组织,置入标本袋取出。剪除子宫瘢痕周边毛糙组织,探及下方即为宫颈管,以1-0可吸收倒刺缝线连续缝合肌层和浆肌层,加固、止血。经阴道探查宫颈管通畅、无阻力、无活动性出血。电凝剥除左侧输卵管系膜囊肿,止血彻底,同法处理右侧输卵管系膜囊肿。

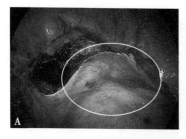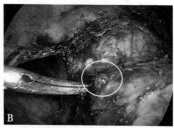

图5-3 腹腔镜下盆腔探查图

A. 腹腔镜下可见子宫峡部原剖宫产瘢痕处膨大,子宫呈"葫芦形"增大;B. 打开膀胱反折腹膜,可见子宫左前壁峡部原剖宫产瘢痕处较薄弱,血管丰富,明显外凸

再次消毒阴道、宫颈2遍,探宫腔深约9cm,7号吸管入宫腔,500mmHg模式负压吸引清理宫腔四壁、宫底及宫角,清除宫腔内组织,6号吸管再次清理宫腔。术后宫腔深8cm,宫口无活动性出血。腹腔镜下冲洗盆腔,检查创面无活动性出血,无肠管、输尿管和膀胱损伤。盆底创面处覆盖止血纱布预防出血,关闭盆底腹膜,盆腔创面涂以医用己丁糖预防粘连。放出气体,撤出器械,处理伤口。术后腹腔镜下图像如图5-4。

术中出血约100ml,术后血压102/68mmHg,脉搏59次/min,尿清,量约300ml。

该患者最终术式：腹腔镜下剖宫产瘢痕妊娠病灶切除术＋清宫术＋双侧输卵管系膜囊肿剥除术。

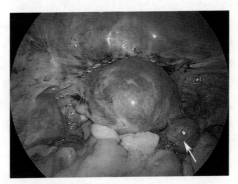

图 5-4　腹腔镜下病灶切除术及修补术后的盆腔结构图
箭头所示为输卵管系膜囊肿，术中同时予剥除

问题 2：术后诊断是什么，如何随访？

1. 术后病理回报

（1）（绒毛＋子宫瘢痕）检材为大量绒毛组织和少量纤维平滑肌组织。

（2）（右侧输卵管系膜）副中肾管囊肿。

（3）（左侧输卵管系膜）中肾管囊肿。

2. 出院诊断　剖宫产瘢痕妊娠。

3. 随访　术后 1 天血 β-hCG 24 475.51U/L；术后 2 周血 β-hCG 1 000U/L，术后 1 个月血 β-hCG 降至正常。术后 2 个月 B 超示：子宫前位，子宫及双附件未见明显异常。

4. 术后落实避孕措施　患者仍有生育要求，选择复方短效口服避孕药避孕，告知其严格避孕，至少间隔 2 年才能再次妊娠。

点评：

1. 剖宫产瘢痕妊娠常无特异性临床表现，可有阴道淋漓出血或轻微下腹疼痛，经阴道超声联合经腹超声可作为早期 CSP 的初步筛查，必要时联合盆腔磁共振检查。

2. 该病例停经 70 天伴阴道出血，B 超示子宫前峡部切口处可见孕囊,大小 54mm×45mm×29mm,前壁绒毛,其内可见胎芽,子宫前峡部切口处稍外凸,浆膜层连续尚可,肌层菲薄,考虑剖宫产瘢痕妊娠,适用于行腹腔镜下病灶切除术＋清宫术。该方法适用于妊娠组织向深肌层内浸润,并向膀胱、腹膜方向生长,子宫前壁与膀胱界限不清,妊娠病灶较大,血流不丰富患者。该患者孕囊较大,外凸肌层菲薄,属于 CSPⅡ型重度,患者孕周<12 周,根据患者 B 超考虑病灶大小适宜腹腔镜下病灶切除术＋清宫术,故行此术式。

3. CSP 患者治疗后应定期随访血清 β-hCG 和超声检查,直至血清 β-hCG 正常,超声提示病变局部血流信号完全消失且包块趋于缩小。该患者术后 1 天血 β-hCG24 475.51U/L,仍较高,应定期复查血 β-hCG 值,直至降至正常为止。

4. 由于患者术前拒绝术中同时行输卵管绝育术,故告知其术后必须做好避孕措施,至少两年后才可再次妊娠。

病例 3

病情简介:患者女性,37 岁,主因"孕 11^{+2} 周,发现胎停育 4 天,人工流产术后 2 小时"入院。孕 6$^+$ 周时有阴道红褐色分泌物,持续 3 天干净,无腹痛,未予处理。入院前 4 天 B 超发现胎停育,未提示剖宫产瘢痕处受累,2 小时前因多量出血急症就诊于笔者医院计划生育科行急症清宫术,术中吸取妊娠组织,可见绒毛组织,大小约 4cm×5cm,出血不止,后迅速福莱导尿管压迫宫腔止血,术中出血约 100ml,予缩宫素 40U 治疗,现阴道出血不多,无头晕、心慌、腹痛等不适。

月经生育史及既往病史:27 岁结婚,孕 6 产 1,2008 年剖宫产 1 次,2009 年、2010 年、2013 年、2015 年分别行 4 次人工流产。月经规律,初潮 14 岁,4/(28~30)天,末次月经 2016 年 2 月 7 日,量中等,无痛经,停经 30$^+$ 天自测尿 β-hCG(＋),当时 B 超提示早孕,未见胎心,孕 8 周时 B 超:早孕,可见胎芽,未见胎心,入院前 4 天再行 B 超:宫内早孕(相当于孕 6$^+$ 周)胚胎停育,可见孕囊,大小 6.2cm×3.4cm×2.2cm,其内可见胎芽,顶臀径 0.4cm,未见胎心搏动。患者自本次发病以来,精神、饮食、睡眠可,大小便如常。

查体:可见下腹部陈旧性手术瘢痕,腹部无压痛,反跳痛及肌紧张。患者自发病以来,无尿频、尿急、尿痛,无肛门憋胀感,无头痛、乏力、发热。PR:直肠黏膜光滑,指套无血染。阴道分泌物:未查。

主要辅助化验检查:孕8周时B超:早孕,可见胎芽,未见胎心,入院前4天再次行B超:宫内早孕(相当于孕6⁺周)胚胎停育,可见孕囊,大小6.2cm×3.4cm×2.2cm,其内可见胎芽,顶臀径0.4cm,未见胎心搏动。人工流产术后2天B超,如图5-5示,考虑剖宫产瘢痕妊娠,切口处残留积血。人工流产术后3天血β-hCG 6040U/L。

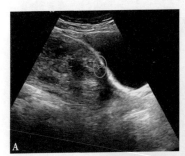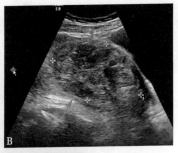

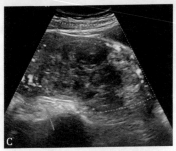

图5-5 B超显示结果

A. 纵切面:子宫前峡部切口处肌层最薄处,厚约0.3cm,浆膜层连续性尚可;B.宫腔内可见不均质回声团块,位于子宫下段处,凸向切口处肌层,大小9.7cm×8.8cm×5.9cm,内回声不均质;C.CDFI:周边可见血流信号,其内未见血流信号

问题1:如何诊断及处理?

1. 诊断及依据

(1)初步诊断:剖宫产瘢痕妊娠。

（2）诊断依据：诊断依据：①育龄女性，有剖宫产史；②术后2天B超：子宫增大，宫腔内不均质团块，位于子宫下段处凸向切口处肌层，考虑剖宫产瘢痕妊娠，切口处残留积血；③急症清宫术后3天血β-hCG 6 040U/L。

2. 患者目前诊断明确，待患者病情平稳后，行腹腔镜下剖宫产瘢痕妊娠病灶切除术＋清宫术。

探查：盆腔少量积血，腹膜光滑，所见肝脏、胆囊、胃肠管及大网膜未见明显异常，头低位，左侧下腹穿刺，探查盆腔：子宫饱满，增大如孕3个月大小，表面光滑，活动度可，子宫下段明显膨隆，外凸，直径9cm，左侧明显，双卵巢及输卵管未见异常，左卵巢可见黄体。按照术前计划进行剖宫产瘢痕妊娠病灶清除术＋清宫术。举宫，确认输尿管位置，分离出双侧子宫动脉，结扎，钝性充分推离膀胱，仔细止血。先行清宫术，艾力斯钳夹宫颈前唇，探宫腔深14cm，扩棒依次扩宫口至8.5号，8号吸引器模式负压吸引，清理出较多积血块及少许蜕膜组织，6号吸管清宫干净，静脉给予缩宫素，清宫后子宫体积较前缩小，见下段组织薄弱，收缩欠佳，电钩切开子宫瘢痕中央部，切除瘢痕妊娠病灶，置入标本袋取出，探及下方即为宫颈管，连续缝合肌层及浆肌层，加固、止血，经阴道探查宫颈管通畅、无阻力，无活动性出血。

腹腔镜下冲洗盆腹腔，检查创面无活动性出血，无肠管、输尿管和膀胱损伤，以1-0可吸收线关闭反折腹膜，创面止血，盆腔涂抹手术防粘连液。

台下检查切除标本，可见较多积血块及少许蜕膜组织。

术中出血约200ml，术后血压112/65mmHg，脉搏66次/min，尿清，量约400ml。

标本向家属展示后甲醛固定送病理。

问题2： 术后诊断是什么，如何随访？

1. 术后病理回报　检材中可见蜕膜样组织和绒毛残影，符合剖宫产瘢痕妊娠。

2. 出院诊断　剖宫产瘢痕妊娠。

3. 随访　术后1天血β-hCG 3 896U/L，术后5天血β-hCG

1 177U/L。术后 2 周血 β-hCG 降至正常。术后 5 天复查 B 超示：子宫前位，子宫前峡部前后壁肌层回声欠均，前壁不均质回声区，范围 2.2cm×1.9cm，浆膜层连续性未见异常，CDFI：未见异常血流信号，考虑：子宫增大，子宫前峡部切口处肌层欠均。术后 2 个月复查 B 超示：子宫前位，子宫及双附件未见明显异常。

4. 由于患者有生育要求，选择复方短效口服避孕药避孕，故告知其术后必须做好避孕措施，至少两年后才可再次妊娠。

点评：

1. 剖宫产瘢痕妊娠常无特异性临床表现，可有阴道淋漓出血或轻微下腹疼痛。此外，由于瘢痕部位缺乏肌层，不能形成良好的蜕膜，早孕期可表现为胚胎停育。该病例于孕 6$^+$ 周时有阴道红褐色分泌物，4 天前 B 超发现胎停育。这些临床表现均应得到临床医师的重点关注，以便早发现、早治疗。在早孕晚期随着孕周增大，子宫随之膨大，易掩盖胎盘植入与剖宫产瘢痕部位的超声下表现，重视胎盘附着位置与剖宫产瘢痕的关系，容易误诊。B 超显示早孕晚期胎盘附着位置达到或接近剖宫产瘢痕位置时，需请资深超声科医师会诊除外剖宫产瘢痕妊娠。

2. 该病例行急症清宫后忽略性出血不止，B 超示剖宫产瘢痕妊娠，切口处残留积血。符合 CSP 分型中Ⅲ型中的特殊超声表现，即包块型。因根据患者相关化验检查及患者一般情况，不考虑其子宫破裂可能，故未选择开腹手术；因行福莱导尿管压迫宫腔及缩宫素止血后，阴道出血不多，故未选择 UAE；而选择行腹腔镜下病灶切除术＋清宫术，既清除了病灶，也对瘢痕部分进行了修补，也降低了再次瘢痕妊娠发生率。

病例 4

病情简介：患者女性，31 岁，主因"停经 87 天，间断下腹痛伴阴道出血 20 天，持续性腹痛 1 天"入院。停经 43 天于当地医院行无痛人流术。

月经生育史及既往病史：21 岁结婚，孕 4 产 2，于 2009 年、2013 年分别行剖宫产术，于 2010 年人工流产 1 次。月经欠规律，初潮 16 岁，(5~7)/(27~40) 天，末次月经 2017 年 7 月 15 日，经量中等，无痛经。

查体:可见下腹部陈旧性横行瘢痕,下腹痛,有轻压痛、反跳痛及肌紧张。患者自发病以来,无尿频、尿急、尿痛,无肛门憋胀感,无头痛、乏力、发热。妇科检查:为防止出血,未查。阴道分泌物:未查。

主要辅助化验检查:入院前 1 天 B 超示:宫颈处不规则回声团,大小约 85mm×68mm,直肠子宫陷凹积液 9mm;入院当天 B 超,如图 5-6 所示。入院血 β-hCG:488.7U/L。

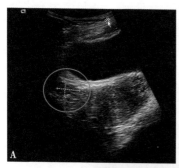 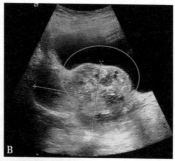

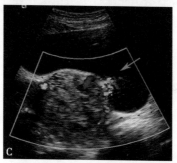

图 5-6 入院当天 B 超结果

A. 横切面子宫及双侧卵巢截面;B. 纵切面:子宫前峡部至宫颈混合性团块,大小约 76mm×75mm×56mm,子宫前峡部肌层明显外凸,未见正常肌层,浆膜连续性尚可,表面不平、毛糙、局部与膀胱后壁分界稍欠清;C. CDFI:周边可见较丰富环状血流信号,其内可见条状血流信号

问题 1:如何行治疗前评估及选择治疗方案?

1. 诊断及依据

(1)初步诊断:剖宫产瘢痕妊娠。

(2)诊断依据:①育龄女性,有剖宫产史;②停经后阴道出

血,有腹痛;③入院当天 B 超考虑剖宫产瘢痕妊娠;④血 β-hCG:
488.7U/L。

2. 患者目前诊断明确,拟行急症腹腔镜下剖宫产瘢痕妊娠
病灶切除术 + 无痛清宫术。

术中探查盆腔:子宫水平,饱满,如孕 60 天大小;双侧输卵
管和卵巢无异常;宫体下段(瘢痕位置)明显增宽、暗紫色、外凸
严重、浆膜层尚完整,可见其内组织几近破裂,直径 7~8cm,周围
血管丰富;病灶右侧尤甚并延及下段后壁;膀胱腹膜和右侧阔韧
带暗褐色(出血浸透)。自左侧圆韧带内侧打开左侧膀胱侧窝并
切断左侧圆韧带,初步暴露左侧子宫动脉上行支和输尿管,顺
利;小心放置举宫器并举宫;打开膀胱腹膜反折,仔细下推膀胱,
非常困难,层次不清,血管丰富、粗大;切开右侧圆韧带及阔韧
带前叶,由于病灶侵犯到阔韧带内,分离右侧子宫血管和输尿管
非常困难,分离过程中病灶在相当子宫血管上行支位置破裂并
大面积出血,汹涌;努力止血,困难;电凝切断子宫动脉;充分外
推膀胱。病灶过大,累及前壁、右侧壁以及后壁,宫颈管受累,正
常宫颈组织少(图 5-7,图 5-8),考虑保留子宫困难,术中向家属
交代病情,家属要求切除子宫并签字。手术顺利,经阴道取出标
本,腹腔镜下缝合阴道断端,顺利。

膀胱亚甲蓝试验,膀胱底部偏右侧部分肌层损伤,有亚甲蓝
浸出;打开右侧阔韧带,右侧输尿管与膀胱结合部位由于病灶侵
犯,输尿管壁薄、颜色差、蠕动差;请泌尿科医师台上会诊,建议
进行右侧输尿管膀胱再植和支架放置术。家属知情并签字。充
分游离右侧输尿管,将右侧输尿管离断并经右下腹穿刺孔牵出
体外,放置 D-J 管并固定;还纳入腹;膀胱肌层损伤位置切开膀
胱壁,长 1cm;将右侧输尿管植入膀胱,均匀分布缝合 3 针,关闭
右侧盆底腹膜。

冲洗盆腔创面,两侧阔韧带内填塞纤丝 -1962 并涂抹手术
防粘连液;经下腹部穿刺孔放置盆腔引流;放出气体,撤出器械,
处理伤口。

术中出血约 600ml,术后血压 112/71mmHg,脉搏 76 次 /min,
尿清,量 600ml。

该患者最终术式:腹腔镜下全子宫切除术＋右侧输尿管膀胱置入术＋右侧输尿管支架放置术。

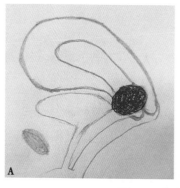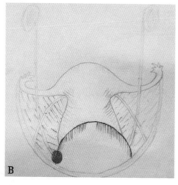

图 5-7　术中情况简笔图

A. 累及前壁、右侧壁以及后壁,宫颈管受累;B. 病灶侵犯到阔韧带内,膀胱底部偏右侧部分肌层损伤,右侧输尿管与膀胱结合部位受侵犯(红色部分为病灶及其侵犯部分)

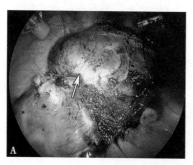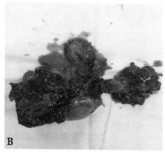

图 5-8　腹腔镜下图像及标本

A. 腹腔镜下病灶;B. 术后标本

问题2:术后诊断是什么,如何随访?

1. 术后病理回报

(1)子宫峡部检查见退变的胎盘绒毛伴广泛出血坏死及大量中性粒细胞浸润,符合妊娠。

(2)大部分为增殖期子宫内膜,妊娠处部分腺体呈分泌期形态伴间质蜕膜样变。

（3）慢性宫颈炎伴急性炎症反应及乳头状糜烂。

2. 出院诊断　剖宫产瘢痕妊娠（Ⅲ型）（膀胱和右输尿管受累）。

3. 随访　术后 1 天血 β-hCG 479.36U/L，血红蛋白 86g/L；术后 1 周血 β-hCG 降至正常水平；术后 2 个月复查 B 超示：子宫切除术后，双附件未见明显异常。

4. 该患者术中已切除子宫，故不涉及避孕问题。

点评：

1. 直接清宫术是否可作为 CSP 的一线治疗方案，目前尚存在争议，选择适宜的病例至关重要，2012 年专家共识指出，对于胚囊较小、绒毛种植较浅、局部血流不丰富、肌层厚度≥5mm，血 β-hCG 水平不高或向宫腔内生长的 CSP 可以在 B 超监视下行清宫术，手术应在具有输血和急诊开腹手术条件的医院进行，术前应备有急救方案。而对于子宫瘢痕处肌层菲薄、周围血管丰富及孕囊植入等原因，直接清宫术是不恰当的，容易导致子宫穿孔、术中或术后大出血等严重并发症。该病例停经 43 天于当地医院行无痛人流术，术前未诊断 CSP。

2. 经阴道超声联合经腹超声可作为初筛或确诊早期的 CSP，若高度怀疑后壁或周围组织受侵，则加以磁共振检查。该病例术前 B 超提示"团块表面不平、毛糙、局部与膀胱后壁分界稍欠清，CDFI：周边可见较丰富环状血流信号"，应考虑病灶与子宫后壁及膀胱的密切关系，术前应行 MRI 检查充分评估病情，这也是本病例的不足之处。

3. 外生型 CSP 为腹腔镜病灶切除术的适应证之一，该治疗方法凭借其短、频、快的优势，目前被广泛应用。腹腔镜瘢痕妊娠病灶切除术可较为干净的清除妊娠物，缩短子宫峡部正常解剖结构的恢复时间，进而促进患者术后恢复，同时修补瘢痕缺损，可降低再次瘢痕妊娠发生率。子宫切除术为抢救生命时不得已所采取的措施。

4. 术后随访　该患者已行子宫切除术，术后血 β-hCG 会很快降至正常值，注意随访。

附图　CSP 患者诊治流程（2012 年共识）

有剖宫产病史的妊娠妇女

申请彩色超声检查，申请单注明有剖宫产史，需了解胚囊或胎盘附着部位，与剖宫产瘢痕的关系

↓

怀疑CSP者，立即收入院治疗，无诊治条件者在充分告知病情后转诊至上级医院

↓

组织临床医师和超声医师会诊，明确诊断，诊断困难者可行三维超声、MRI等

↓

向患者充分告知病情和各种治疗方法的效果及风险，共同商讨确定治疗方案

第 六 章

《世界卫生组织人类精液检查与处理实验室手册》(第 5 版)解读·病案分析

谷翊群

国家卫生健康委科学技术研究所 /WHO 人类生殖研究合作中心

引　言

近年来大量文献报道不孕不育症的患病率 / 发病率呈现增高趋势,其中男性生育力异常因素约占 50%;男性不育就医数量以及求助于辅助生殖技术治疗的患者人数也逐年增多;此外,人类精子库中捐精志愿者的精液平均合格率较低,也有数据显示精液参数呈现下降趋势。

评价男性生育力的"金标准"是配偶妊娠。但是,在临床研究中受观察时间与随访条件限制很难将女方妊娠设定为研究的结束点。精液常规分析中的精液参数检测具有简便、直观、可量化与实用等特点,常常作为男性生育力评估的替代指标。但是,精液参数检测受到禁欲时间、取精方式、附性腺功能、输精管道通畅性以及人为操作误差等因素影响,同一实验室检测精液参数的变异系数,或者不同实验室之间对相同样本检测的实验误差值较大。

为了促进男科学实验室精液检测的标准化、规范化操作,世界卫生组织(WHO)组织专家历时十年开展临床研究并撰写了《WHO 人类精液检查与处理实验室手册》(第 5 版),已于 2010年正式出版,其中文译本已经于 2011 年由人民卫生出版社正式授权出版发行。因此,对新版手册内容进行解读并附以案例分析将有助于提高我国男科学与生殖医学实验室水平,建立与完善质量控制,促进不同实验室之间检测结果的互认。

解 读 细 则

精液常规检查的项目包括精液量、pH、精子浓度、精子总数、精子活力、精子存活率及精子形态学等。这些指标参数只是在一定程度上反映出达到自然妊娠所要求的最低精子质量,不能反映精子功能及顶体激活、顶体反应、精卵识别及受精过程诸多环节中是否功能正常。因此,新版手册也介绍了一些特殊实验对精子功能进行测定。

一、新版手册框架结构

该手册由精液分析、精子制备与质量保证三部分构成,总篇幅增至233页。

1. **精液分析** 此部分涉及精液分析,与以前的版本类似,但是分成3章,包括:

(1)标准方法:这是检测精液质量的广泛采用的常规方法,包括常规分析、形态学分析、白细胞染色、精子包被抗体检测等。

(2)可选择的实验:这是在某些情况下使用或由实验室人员选择的方法,包括:多重精子缺陷指数、白细胞共同抗原(CD45)免疫细胞化学染色法、精子-宫颈黏液的相互作用、附性腺功能的生化检测、计算机辅助精子分析(CASA)等。

(3)研究性实验:目前不作为常规方法使用。例如:活性氧类物质测定、人卵透明带结合实验、顶体反应的评估、去透明带地鼠卵细胞穿透实验等。由于精液培养不作为男科实验室的常规内容,因此只在精液的无菌采集部分提及。

2. **精子制备** 包括两章内容,主要内容涉及:

(1)从射出精液中获得的精子,扩展到从睾丸和附睾中获得的精子。

(2)HIV感染的精液样本的制备。

(3)睾丸和附睾精子的制备。

(4)逆行射精样本的制备。

(5)辅助射精样本的制备。

(6)精子的冷冻保存。

3. **质量保证**　包含一章内容,主要涉及:

(1)精液分析中误差的性质。

(2)减少统计学抽样误差。

(3)质量保证规划、实验室操作手册。

(4)内部质量控制。

(5)外部质量控制和质量保证。

(6)培训与解答等。

二、前四版手册出版背景

1. 该手册截至目前共出版了5版,第1版在1980年出版。当时全球很多研究机构正在进行男性避孕药的多中心合作研究,需要统一精液检查和精液与宫颈黏液相互作用实验的技术方法与评价。因此,WHO男性专题委员会组织专家撰写了该手册,该版本只有43页,没有中文译本。

2. 该手册出版后,受到了世界各地医师和科研人员的热烈欢迎与好评。随着男性生殖领域研究取得进展,人们对客观检测精子质量和功能的重要性以及附性腺分泌与精子变量的认识不断提高;这对于不育症病因诊断、人工授精技术的研究都具有重要意义。因此,WHO男性专题委员会组织专家就男性生育调节方法和不育症诊疗所涉及的精液检查方法进行了修订。该手册第2版于1987年出版,1989年出现中文译本,篇幅增至68页;主要对精液检查的基本步骤和选用的评价精子形态与功能的特殊方法进行了修改与完善。

3. 精液检查在生育调节、不育症诊疗以及辅助生殖技术(ART)方面发挥着重要作用,随着人们对于精子功能评价以及环境污染对于生殖功能影响更加关注,促使WHO男性专题委员会组织专家对第2版手册进行了修订与补充。该手册第3版于1992年出版、1994年出现中文译本,篇幅增至80页;除了肯定与保留标准化精液分析之外,增加了可选用的一些试验内容。

4. 20世纪末,随着男性激素避孕效果的研究出现突破性进展、对男性不育遗传学基础的进一步认识、体外受精/胚胎移植技术的成熟与胞质内单精子注射(ICSI)的成功、世界上某些地区精子计数的降低以及泌尿生殖道异常和睾丸癌发病率的增加引起了公众的关注,迫切需要研究新的精液评价方法,以达到更好的标准和提高精液分析的质量。在此背景下,WHO 男性专题委员会组织专家对第 3 版手册进行了修订,于 1999 年出版了该手册的第 4 版,2001 年出现中文译本,篇幅增至 111 页;该版本继续保留了标准化精液分析基本方法、可供选择并具有临床诊断价值的方法,增加了一些正在探索中的精子功能检测方法。该手册的技术方法与技术标准已于 2003 年列为原卫生部辅助生殖技术标准规范。

三、《世界卫生组织人类精液检查与处理实验室手册》更新要点

(一)第 2 版较第 1 版更新要点

1. 增加了血清与精浆抗精子抗体检测。

2. 增加了精浆生化分析。

3. 增加了精液培养。

4. 增加了去透明带仓鼠卵母细胞穿透试验。

5. 增加了精子收集与处理技术等。

(二)第 3 版较第 2 版更新要点

1. 增加了计算机辅助精子分析(CASA)。

2. 增加了精子 Shorr、Bryan-Leishman 染色法。

3. 增加了人透明带结合试验。

4. 增加了精子顶体反应评价。

5. 增加了精子低渗肿胀试验。

6. 增加了精浆中性 - 葡糖苷酶测定等。

(三)第 4 版较第 3 版更新要点

1. 增加了活性氧类物质测定技术方法。

2. 介绍了 CASA 检测精子形态学的研究进展,推荐优先使用巴氏染色法根据"严格标准"进行精子形态学评价。

3. 重新编写了研究试验章节,增加了精液分析中计算误差的统计学基础内容,扩展了有关质量控制章节。

4. 鼓励使用标准化操作程序为精液分析建立参考值(以前称为"正常值"),强调了精液分析的准确性与精确性,从而提高

不同实验室之间检测结果的可比性与互认等。

(四) 第5版较第4版更新要点

1. 将精子活力分级标准从四级制改为三级制标准。

2. 基于前瞻性的妊娠等待时间(time to pregnancy,TTP);临床研究方法和循证医学研究数据下调了精子浓度、精子总数、精子活力、精子形态学参考值下限。

3. 改良了精子形态学评价方法、增加了对精子顶体后区、精子颈部异常的检测内容。

4. 增加了一些精子功能检测方法。

5. 增加了精子制备与处理内容　包括:逆行射精样本的制备、HIV感染的精液样本的制备、睾丸和附睾精子的制备、精子的冷冻保存技术等。

6. 增加了质量保证章节　包括:抽样误差性质与减少统计学抽样误差、内部与外部质量控制、质控图表的技术方法与结果解读。

7. 增加了实验室标准化操作与质量控制培训以及问题解答等内容。

四、第5版手册解读

(一) 精子数目

精子数目包含精子浓度和精子总数的概念,两者的临床意义是不同的。精子浓度是指每单位体积(ml)精液中精子数量,是射出精子数量的函数和反映附性腺液体容量与功能。精子浓度受射精时精囊腺和前列腺分泌液容量影响,并不是衡量睾丸精子发生功能的特异性指标。

总精子数指一次完整射出精液中的精子总数,等于精子浓度乘以精液体积。对于正常射精,当男性射精管道是畅通的且禁欲时间短,射出精液中总精子数与睾丸体积相关;因此用总精子数可以衡量睾丸产生精子能力和男性射精管道畅通程度。总精子数不适用于评价采用电刺激诱导脊髓损伤的男性射精、雄激素缺乏、长期禁欲的精液采集或部分逆行射精的精液样本。

该手册既往都偏重精子浓度的概念与临床意义,很少关注总精子数;致使由于禁欲时间、精液采集过程与精液检查程序中的干扰或混杂因素影响精子浓度测定,从而在临床上出现同一患者在不同批次精液浓度检查时出现较大波动,临床结果难以解释。相对而言,总精子数受上述干扰因素的影响较小。因此,第5版手册更注重总精子数计算与评价。

(二)无精子症

无精子症是男性不育诊疗中常见的实验室诊断。由于一些实验室没有按照标准化操作进行精液离心后沉淀物镜检就出具检测报告,导致患者在不同医院就诊后得到不同的检测结果,这也是男科医师非常纠结的实验室结果之一。

无精子实验室诊断受到很多因素的困扰,例如:计数很少的精子时实验误差变大、要分析大量的显微视野、离心机与离心力选择以及难于检查充满碎片的离心后的精子团等。强调无精子症的实验室诊断要对精液进行离心处理,推荐3 000g离心15分钟。为了评估输精管切除术后的精子数,检查非固定标本的活动精子时也需要离心处理。

(三)隐匿精子症

精液离心后寻找精子对于是否采用睾丸或附睾吸取精子配合ICSI治疗具有重要价值。如果在显微镜重复检查的湿片中未发现精子,那么就应考虑无精子症的可能性且需要对精液进行离心处理后复检。如果两张重复精液样本中均未发现精子则提示无精子症,只要任一重复样本中观察到精子则提示隐匿精子症。

(四)精子活力的评价

精子活力是评价精子运动功能与男性生育力的重要参数。与以往版本最大的不同就是精子活力的分类。WHO-5建议把精子活力分为前向运动(PR)、非前向运动(NP)和不活动(IM)三级从而替代既往的四级分类(a、b、c、d级)。这样的分类设计主要针对手工操作与主观判断精子活力时采用。

前向运动(PR):精子呈直线或在一大圆周中活跃运动,不管速度如何。PR=a+b。

非前向运动(NP):精子所有其他非前向运动形式,如在小圆周中泳动,尾部动力几乎不能驱使头部移动,或当只能观察到尾部摆动时。NP=C。

不活动(IM):精子没有运动。IM=d。

(五)精子形态学评价

一些实验室只评估正常形态精子,而另一些实验室则认为精子形态异常的类型、部位和范围比较重要。这些鉴别或半定量的评价方法是否能提高精液评价的价值一直存在争论。

传统精子形态学评估方法是研究人员描述各种明显异常并将异常作为标准评估精子形态;而将非异常的精子归类为"正常",未发现的异常也误认为"正常"的精子,并且经常用图解或不准确的绘图描述这些"正常"精子与特殊的异常精子。

严格(Tygerberg)精子形态学评估标准是20世纪70~80年代形成的概念,Menkveld等人于1987、1990年对此进行过描述。严格标准的重要性是必须保持这些正常变异的范围尽可能最小,并将精子头部"临界"与"轻微异常"均归类为异常。

最近有证据支持正常形态精子百分比(正如形态学的严格分类或计算机辅助形态评估所定义的)与体内受精率之间存在一定关系,从而表明,试图确定精液中独特形态的精子亚群是有道理的。

最近基于来自全球3大洲的8个国家,大约400~1900份新近当父亲的精液标本的原始数据获得了有生育力人群的正常形态精子百分位数据。正常形态精子是从子宫内口中精子获得的生物学证据与显微特征进行定义的,其呈现匀质性的形态学,但在头部也存在微小的形态学变异,该数据作为参考值列入WHO-5。精子形态学评价还增加了对精子顶体后区、精子颈部异常的检测内容。此外,WHO-5还囊括了更多质量较好的、被认为是正常的和处于边缘的精子显微照片,并附有解释每个精子为何被如此分类的理由。这将有助于培训技术人员能始终如一地进行精子分类。

精子形态学分析推荐的染色方法包括:巴氏法,Shorr法,Diff-Quik法。

(六)参考值范围和限定

第4版手册中将$20×10^6/ml$作为判断"生育"与"不育"的临界值是来自20世纪70年代发表的文献,其只涵盖配偶妊娠前3个月内的丈夫精液样本数据;第5版手册采用了性伴侣在12个月内妊娠的精液质量数据并提供了参考范围,其降低了精液参数与生育力之间的关系,用参考值范围替代了临界值含义。

传统的统计学惯例是从双边参考区间取 2.5% 作为阈值,低于此值被认为来自不同的人群。然而,人类精液质量参数分布明显呈右偏态,认为精液参数更适用单边参考区间,第 5 版手册推荐 5% 定为参考值的下限,因为精液参数的任何高值对生育力不可能有害。尽管第 5 个百分位点得出的数据表明为 $15×10^6/ml$,低于以前的数据;但是与以前多位学者发表的以第 5 个百分位点作为低限是吻合一致的。

(七)质量控制

过去发表的关于评价药物临床试验或临床药物疗效的精液分析论文,几乎没有涉及质量控制,致使我国科研人员常常被排斥在国际多中心大样本的研究行列之外。第 5 版手册重新审视并且设计了新的实验方案,其中有很多基于统计学概念设计的质量控制方案介绍,例如:仪器设备与操作程序的标准化、规范化;抽样误差与检测精子数量,要求检测 400 个精子,抽样误差百分比 ≤5%;介绍了泊松分布、二项式分布与 95% 置信区间,以及最小样本量与结果判断;实验室内部质量与外部质量控制以及对失控结果的回应和处理等。

评价与展望

第 5 版手册基于循证医学基础,采用前瞻临床设计与 TTP 研究方法获得了大样本人群数据并推荐了精液参数的参考值范围,对于临床不育症诊疗和研究、男性生育力评价以及生育相关药物评价都具有重要价值。

第 5 版手册的精液参数参考值范围较上一版有所调整是基于研究方法学与统计学方法的变化,这些方法对于中国人群开展类似的研究具有重大借鉴意义。精液质量评估的主观性强,不同实验室之间存在差异。WHO-5 手册里描述的方法旨在引导提高精液分析的质量和结果的可比性以及实验室结果之间的互认。

目前缺乏具有中国正常人群代表性的精液参数参考值。国内研究人员与临床医师所使用的正常人群精液参考值范围均采用 WHO 从国外人群获得的数据,这会造成对中国男性生育力变化的误判以及把握临床诊治男性不育症的标准时处于尴尬的局面。由于种族不同,饮食与生活环境各异,精液参数在正常人群中的参考值范围也不尽相同。此外,国内一些医疗机构精液检查方法不规范、缺乏质量控制以及统计分析方法使用不合理等各种偏倚和混杂因素也使现有的精液参数参考值范围与男性生育力之间的联系缺乏说服力。因此,应该加强精液分析的标准化与规范化培训和质量控制,这是结果准确和可靠的保证。

参考文献

1. WHO. WHO Laboratory manual for the examination of human semen and sperm-cervical mucus interaction. Cambridge:Cambridge University Press,1999.

2. WHO. 世界卫生组织人类精液检查与处理实验室手册. 5版. 谷翊群,陈振文,卢文红,等. 主译. 北京:人民卫生出版社,2011:25-35.

3. Cooper TG,Noonan E,Eckardstein S,et al. World Health Organization reference values for human semen characteristics. Human Reproduction update,2010,16:231-245.

4. Menkveld R,Wong WY,Lombard CJ,et al. Semen parameters,including WHO and strict criteria morphology,in a fertile and subfertile population:an effort towards standardization of in-vivo thresholds. Hum Reprod,2001,16:1165-1171.

5. Lu WH,Gu YQ. Insights into semen analysis:a Chinese perspective on the fifth edition of the WHO laboratory manual for the examination and processing of human semen. Asian J Androl,2010,12:605-606.

病 案 分 析

病例1

患者A,男性,26岁,结婚2年,同居未避孕,性生活1~2次/周,因不育就诊。查体:一般状况好,营养中等;生殖器检查:阴茎正常;阴毛男性分布;双侧睾丸均为20ml,质中等、弹性好;附睾、精索未见明显异常。精液常规检查:

精子浓度:40×10⁶/ml;精液量:1.5ml;正常形态学:10%;pH:7.6。

精子活力:a:30%;b:20%;c:30%;d:20%。

总精子数:60×10⁶/1 次射精。

患者B,男性,28岁,结婚3年,同居未避孕,性生活1次/周,因不育就诊。查体:一般状况好,营养中等;生殖器检查:阴茎正常;阴毛男性分布;双侧睾丸均为25ml,质中等、弹性好;附睾、精索未见明显异常。精液常规检查(第4版标准):

精子浓度:18×10⁶/ml;精液量:4.0ml;正常形态学:20%;pH:7.8。

精子活力:a:20%;b:20%;c:40%;d:20%。

总精子数:72×10⁶/1 次射精。

问题:如何客观评价患者 A 和患者 B 的精液检查结果?

评价依据:

患者 A 计算后:a:18×10⁶/1 次射精;b:12×10⁶/1 次射精。

　　　　　　a+b=30×10⁶/1 次射精

　　　　　　具有 a+b 活力且形态正常的精子数

　　　　　　=3×10⁶/1 次射精

患者 B 计算后:a:14.4×10⁶/1 次射精;b:14.4×10⁶/1 次射精。

　　　　　　a+b=28.8×10⁶/1 次射精

　　　　　　具有 a+b 活力且形态正常的精子数

　　　　　　=5.8×10⁶/1 次射精

患者 A 从精液检查结果看,参数均正常;但实际有可能在输卵管远端受孕的精子数为3×10⁶/1 次射精。而患者 B,精子浓度与精子活力均低于患者 A,但是由于精液量较多,实际上有可能在输卵管远端受孕的精子数为5.8×10⁶/1 次射精,几乎为患者 A 的 2 倍。

点评:影响精液参数测定的因素较多,例如:禁欲时间与精液量、手淫取精时间长短与附性腺分泌功能,都会影响精液常规检测结果的解读和临床判断。因此,精液结果判断不能就单一参数作出判断,要综合多个参数(精子浓度、精液量、精子活力、精子形态学等)作出客观评价。

病例 2

患者,男性,28 岁,结婚 2 年,同居未避孕,性生活正常,因不育到某医院就诊。查体:一般状况好,营养中等;生殖器检查:阴

茎正常;阴毛男性分布;双侧睾丸均为 20ml,质中等、弹性好;附睾、精索未见明显异常。精液常规检查(第4版标准):

液化时间:30 分钟;精子浓度:0(离心后检查);精液量:0.8ml;pH:6.5。

精浆果糖:0μmol/1 次射精(参考值下限:13μmol/1 次射精)。

精浆中性 α- 葡糖苷酶 1mU/1 次射精(参考值下限:20mU/1 次射精)。

睾丸活检:正常精子发生。

问题:如何根据实验室与病理学检测结果推测可能的病因?

解答:离心后精液检查未发现精子可以诊断为"无精子症",同时睾丸体积正常且睾丸活检报告"正常精子发生",可以基本诊断为"梗阻性无精子症"。此外,根据精浆果糖和中性 α- 葡糖苷酶阴性结果可以推测梗阻部位在输精管道远端。

点评:精浆中的果糖来自精囊腺,精浆中的中性 α-葡糖苷酶来自附睾。根据男性输精管道的解剖结构,精囊腺排泄管与输精管壶腹末端会合成射精管,若睾丸有正常精子发生、精浆果糖和中性 α-葡糖苷酶同时低于参考值下限且精液检查为无精子症,高度疑似射精管远端(射精管)存在梗阻。

病例 3

患者,男性,30 岁,结婚2 年,同居未避孕,性生活正常,因不育到某医院就诊,否认存在男性不育的相关病史与危险因素。查体:一般状况好,营养中等;生殖器检查:阴茎正常;阴毛男性分布;双侧睾丸均为 15ml,质中等、弹性好;附睾、精索未见明显异常。精液常规检查(第4版标准)结果为:少弱精子症。采用少弱精子症的临床经验性(药物)治疗 6 个月后,复查精液常规,结果如下:

液化时间:30 分钟;精液量:4.0ml;pH:7.5;精子浓度:15×10⁶/ml;精子活力:a:15%;b:25%;c:40%;d:20%;正常形态学:10%。

问题:是否根据上述精液参数可以进行辅助生殖技术治疗?

解答:该患者病因不明,且经过两个疗程(6 个月)药物治疗后精液参数没有明显改善,若配偶生育力评价正常,可以试用精液体外处理技术进行精子优选并采用人工授精技术或者体外受精/胚胎移植(IVF/ET)技术进行治疗。

点评:该患者虽然精子浓度与精子活力均为轻度低下,但是精子a+b总数为:24×10⁶/1次射精。可以采用WHO-5手册推荐的精液处理技术,若处理后获得的a+b精子总数>10×10⁶,可采用宫腔内人工授精技术治疗;若处理后获得的a+b精子总数为5×10⁶~10×10⁶,可考虑采用IVF/ET技术进行治疗。

案例1

1. 培训与质控前不同实验室之间精子浓度与精子活动率的变异系数(CV)

精子浓度:30%~52%

精子活力:39%~72%

2. 培训与质控后不同实验室之间精子浓度与精子活动率的变异系数(CV)

精子浓度:7.5%~26.4%(平均:15.2%)

精子活力:6.0%~26.7%(平均:13.6%)

问题:如何评价培训与质量控制对精液参数分析结果的影响?

解答:标准化培训后各实验室之间的精子浓度与精子活动率的变异系数明显降低,表明培训与质控工作对于提高精液分析的准确性与精确性,减少不同实验室之间的检测误差,提高精液检查结果的重复性以及结果的互认具有十分重要的价值。该研究结果也表明,在世界范围内(包括中国)精液分析的质量亟需提高、标准化培训亟待普及和推广,质量控制迫在眉睫。

点评:标准化培训应包括理论培训、实验室管理和实验室实际操作培训,尤其是后者对于减少不同实验室的操作误差发挥了重要作用。质量控制包括了书面材料的标准化和物质材料的标准化,后者涉及:仪器设备标准化,包括:实验室环境、功能分区、类型、调试、检测与维护等;消耗品标准化,包括:规格、等级、细胞毒性检测等;以及应用过程标准化,包括:操作人员行为指南、样本留取、结果计算、结果解释等。通过上述一系列活动提供分析的可信性,提高不同实验室精液分析检测的准确性与精确性,提高精液检测的服务质量。

附表 1　WHO-5 精液特性的参考值下限 (第 5 个百分位数) 与 95% 置信区间

参数	参考值下限	95% 置信区间
精液体积(ml)	1.5	1.4-1.7
总精子数(10^6/1 次射精)	39	33-46
精子浓度(10^6/ml)	15	12-16
总活力(PR+NP,%)	40	38-42
前向运动(PR,%)	32	31-34
存活率(活精子,%)	58	55-63
精子形态学(正常形态,%)	4	3.0-4.0
其他共识临界值 pH	≥7.2	
过氧化物酶阳性白细胞(10^6/ml)	<1.0	
MAR 试验(与颗粒结合的活动精子,%)	<50	
精浆锌(μmol/1 次射精)	≥2.4	
精浆果糖(μmol/1 次射精)	≥13	
精浆中性葡萄糖苷酶(mU/1 次射精)	≥20	

附表 2　源自性伴侣在停止使用避孕措施后 12 个月内怀孕的男性精液参数值的分布

参数 (单位)	例数	百分位数								
		2.5	5	10	25	50	75	90	95	97.5
精液体积(ml)	1941	1.2	1.5	2.0	2.7	3.7	4.8	6.0	6.8	7.6
总精子数(10^6/1 次射精)	1859	23	39	69	142	255	422	647	802	928
精子浓度(10^6/ml)	1859	9	15	22	41	73	116	169	213	259
总活力(PR+NP,%)	1781	34	40	45	53	61	69	75	78	81
前向运动(PR,%)	1780	28	32	39	47	55	62	69	72	75
非前向运动(NP,%)	1778	1	1	2	3	5	9	15	18	22
不活动精子(IM,%)	1863	19	22	25	31	39	46	54	59	65
存活率(%)	428	53	58	64	72	79	84	88	91	92
精子形态学(%)	1851	3	4	5.5	9	15	24	36	44	48

52检